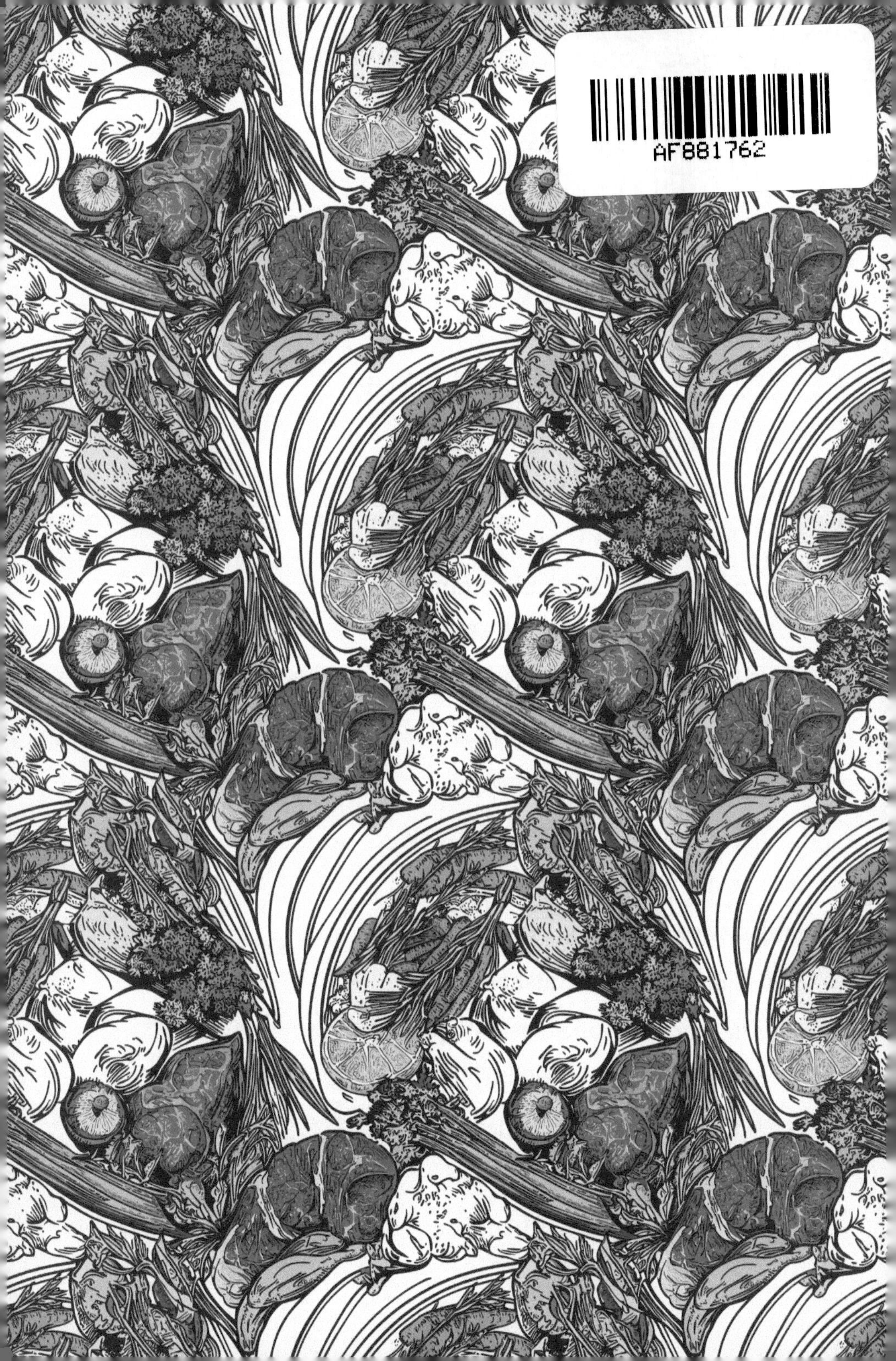

Inhaltsverzeichnis

Artemis Saage

Low Carb Diät zum Abnehmen: Der praktische Ernährungsplan für gesunden Gewichtsverlust

Mit Low Carb Diät Plan und kohlenhydratarmen Rezepten - Inkl. Low Carb High Protein Mahlzeiten und Tipps für langfristigen Erfolg

151 Quellen
41 Fotos / Grafiken
20 Illustrationen

Impressum

Saage Media GmbH
c/o SpinLab – The HHL Accelerator
Spinnereistraße 7
04179 Leipzig, Germany
E-Mail: contact@SaageMedia.com
Web: SaageMedia.com
Commercial Register: Local Court Leipzig, HRB 42755 (Handelsregister: Amtsgericht Leipzig, HRB 42755)
Managing Director: Rico Saage (Geschäftsführer)
VAT ID Number: DE369527893 (USt-IdNr.)

Publisher: Saage Media GmbH
Veröffentlichung: 01.2025
Umschlagsgestaltung: Saage Media GmbH
ISBN-Softcover: 978-3-384-47737-8
ISBN-Ebook: 978-3-384-47738-5

Rechtliches / Hinweise

Die in diesem Buch aufgeführten externen Links und Quellenverweise wurden zum Zeitpunkt der Buchveröffentlichung geprüft. Auf die aktuellen und zukünftigen Gestaltungen und Inhalte der verlinkten Seiten hat der Autor keinen Einfluss. Für illegale, fehlerhafte oder unvollständige Inhalte sowie für Schäden, die durch die Nutzung oder Nichtnutzung der Informationen entstehen, haftet allein der Anbieter der verlinkten Website, nicht derjenige, der über Links auf die jeweilige Veröffentlichung verweist. Alle verwendeten externen Quellen sind im Literaturverzeichnis aufgeführt. Trotz sorgfältiger inhaltlicher Kontrolle übernehmen wir keine Haftung für die Inhalte externer Quellen. Für den Inhalt der zitierten Quellen sind ausschließlich deren Betreiber verantwortlich. Bilder und Quellen Dritter sind als solche gekennzeichnet. Die Vervielfältigung, Bearbeitung, Verbreitung und jede Art der Verwertung außerhalb der Grenzen des Urheberrechtes bedürfen der schriftlichen Zustimmung des jeweiligen Autors bzw. Erstellers.

Die in diesem Buch enthaltenen Quellenverweise und Zitate wurden sorgfältig recherchiert und sinngemäß wiedergegeben. Die Interpretation und Darstellung der zitierten Inhalte spiegelt die Auffassung des Autors wider und muss nicht zwangsläufig mit der Intention oder Meinung der ursprünglichen Autoren übereinstimmen. Bei sinngemäßen Zitaten wurden die Kernaussagen der Originalquellen nach bestem Wissen und Gewissen in den Kontext dieses Werkes eingebettet, können jedoch durch die Übertragung und Vereinfachung von den ursprünglichen Formulierungen und Bedeutungsnuancen abweichen. Alle verwendeten Quellen sind im Literaturverzeichnis vollständig aufgeführt und können dort im Original nachgelesen werden. Die Verantwortung für die Interpretation und kontextuelle Einbettung der zitierten Inhalte liegt beim Autor dieses Buches. Bei wissenschaftlichen Fragestellungen und Detailinformationen wird empfohlen, die Originalquellen zu konsultieren. Der Autor hat sich bemüht, komplexe wissenschaftliche Sachverhalte allgemeinverständlich darzustellen. Dabei können Vereinfachungen und Verallgemeinerungen nicht ausgeschlossen werden. Für die fachliche Richtigkeit und Vollständigkeit der vereinfachten Darstellungen kann keine Gewähr übernommen werden. Die sinngemäße Wiedergabe von Zitaten und wissenschaftlichen Erkenntnissen erfolgt nach bestem Wissen und Gewissen unter Beachtung des Zitatrechts gemäß § 51 UrhG. Bei der Vereinfachung und Übertragung und ggf. Übersetzung wissenschaftlicher Inhalte in eine allgemeinverständliche Sprache können Bedeutungsnuancen und fachliche Details verloren gehen. Für akademische Zwecke und bei der Verwendung als wissenschaftliche Referenz wird ausdrücklich empfohlen, auf die Originalquellen zurückzugreifen. Die vereinfachte Darstellung dient ausschließlich der populärwissenschaftlichen Information.

Die in diesem Buch enthaltenen Ernährungsempfehlungen, Diätpläne und Rezepte wurden sorgfältig recherchiert und geprüft. Dennoch können wir keine Garantie für die Richtigkeit, Vollständigkeit und Aktualität der Informationen übernehmen. Die vorgestellte Low Carb Ernährungsweise ist nicht für jeden Menschen geeignet. Vor Beginn einer Diät, insbesondere bei bestehenden Vorerkrankungen, Stoffwechselstörungen oder während der Schwangerschaft, sollten Sie unbedingt Ihren Arzt oder einen qualifizierten Ernährungsberater konsultieren. Die Umsetzung der Ernährungsempfehlungen erfolgt auf eigenes Risiko. Dieses Buch ersetzt keine medizinische oder ernährungstherapeutische Beratung. Für eventuelle gesundheitliche Schäden, die aus der Anwendung der vorgestellten Ernährungsweise resultieren, kann keine Haftung übernommen werden. Alle Rezepte wurden getestet, dennoch können individuelle Unverträglichkeiten oder allergische Reaktionen auf einzelne Zutaten nicht ausgeschlossen werden. Bitte prüfen Sie vor der Zubereitung die Inhaltsstoffe sorgfältig auf bekannte Allergene. Die genannten Marken- und Produktnamen können markenrechtlich geschützt sein und werden ohne Gewährleistung der freien Verwendbarkeit benutzt. Quellenangaben zu wissenschaftlichen Studien und weiterführender Literatur finden Sie im Anhang des Buches.

Dieses Buch wurde unter Verwendung von Künstlicher Intelligenz und anderen Tools erstellt. Unter anderem wurden Tools für die Recherche und Generierung der dekorativen Illustrationen eingesetzt. Trotz Kontrolle können Fehler nicht vollständig ausgeschlossen werden. Wir möchten betonen, dass der Einsatz von KI als unterstützendes Werkzeug dient, um unseren Lesern ein qualitativ hochwertiges und inspirierendes Leseerlebnis zu bieten.

Liebe Leserinnen, liebe Leser,

von Herzen danke ich Ihnen, dass Sie sich für dieses Buch entschieden haben. Mit Ihrer Wahl haben Sie mir nicht nur Ihr Vertrauen geschenkt, sondern auch einen Teil Ihrer wertvollen Zeit. Das weiß ich sehr zu schätzen.
Möchten Sie endlich nachhaltig abnehmen, ohne zu hungern? Die Low Carb Ernährung bietet einen wissenschaftlich fundierten Weg zu Ihrem Wunschgewicht. Viele Menschen kämpfen täglich mit Heißhungerattacken und Jo-Jo-Effekt. Dieses Praxishandbuch zeigt Ihnen, wie Sie durch die gezielte Reduzierung von Kohlenhydraten Ihr Gewicht effektiv und gesund regulieren können. Sie erhalten einen strukturierten Ernährungsplan mit über 50 alltagstauglichen Rezepten, lernen die verschiedenen Low Carb Varianten kennen und erfahren, wie Sie diese optimal in Ihren Alltag integrieren. Von der ketogenen Ernährung bis zum flexiblen Carb Cycling - für jeden Lebensstil ist die passende Strategie dabei. Durch die ausgewogene Kombination aus theoretischem Hintergrundwissen und praktischen Umsetzungstipps entwickeln Sie ein nachhaltiges Ernährungskonzept, das zu Ihnen passt. Starten Sie noch heute Ihren Weg zu einem gesünderen Lebensstil und nutzen Sie die bewährten Strategien für Ihren persönlichen Abnehmerfolg.
Ich wünsche Ihnen nun eine inspirierende und aufschlussreiche Lektüre. Sollten Sie Anregungen, Kritik oder Fragen haben, freue ich mich über Ihre Rückmeldung. Denn nur durch den aktiven Austausch mit Ihnen, den Lesern, können zukünftige Auflagen und Werke noch besser werden. Bleiben Sie neugierig!

Artemis Saage
Saage Media GmbH

- support@saagemedia.com
- Spinnereistraße 7 - c/o SpinLab – The HHL Accelerator, 04179 Leipzig, Germany

Einleitung

Um Ihnen die bestmögliche Leseerfahrung zu bieten, möchten wir Sie mit den wichtigsten Merkmalen dieses Buches vertraut machen. Die Kapitel sind in einer logischen Reihenfolge angeordnet, sodass Sie das Buch von Anfang bis Ende durchlesen können. Gleichzeitig wurde jedes Kapitel und Unterkapitel als eigenständige Einheit konzipiert, sodass Sie auch gezielt einzelne Abschnitte lesen können, die für Sie von besonderem Interesse sind. Jedes Kapitel basiert auf sorgfältiger Recherche und ist durchgehend mit Quellenangaben versehen. Sämtliche Quellen sind direkt verlinkt, sodass Sie bei Interesse tiefer in die Thematik eintauchen können. Auch die im Text integrierten Bilder sind mit entsprechenden Quellenangaben und Links versehen. Eine vollständige Übersicht aller Quellen- und Bildnachweise finden Sie im verlinkten Anhang. Um die wichtigsten Informationen nachhaltig zu vermitteln, schließt jedes Kapitel mit einer prägnanten Zusammenfassung. Fachbegriffe sind im Text unterstrichen dargestellt und werden in einem direkt darunter platzierten, verlinkten Glossar erläutert.

Für einen schnellen Zugriff auf weiterführende Online-Inhalte können Sie die QR-Codes mit Ihrem Smartphone scannen.

Zusätzliche Bonus-Materialien auf unserer Website

Auf unserer Website stellen wir Ihnen folgende exklusive Materialien zur Verfügung:

- Bonusinhalte und zusätzliche Kapitel
- Eine kompakte Gesamtzusammenfassung
- Eine PDF-Datei mit allen Quellenangaben
- Weiterführende Literaturempfehlungen

Die Website befindet sich derzeit noch im Aufbau.

SaageBooks.com/de/low_carb_diaet_zum_abnehmen-bonus-BBWZNJE

1. Low Carb Diätvarianten

Die Wahl der richtigen Ernährungsform kann entscheidend für den langfristigen Erfolg einer Gewichtsreduktion sein. Während klassische Low-Carb-Diäten oft als starre Systeme wahrgenommen werden, haben sich im Laufe der Zeit verschiedene Varianten entwickelt, die unterschiedliche Bedürfnisse und Lebensstile berücksichtigen. Doch welche dieser Varianten eignet sich für welchen Typ Mensch? Wie lässt sich eine kohlenhydratreduzierte Ernährung nachhaltig in den Alltag integrieren? Von der strengen ketogenen Ernährung über flexible Ansätze bis hin zum strategischen Carb Cycling – jede Variante bietet spezifische Vor- und Nachteile. Dabei spielen nicht nur physiologische Faktoren eine Rolle, sondern auch praktische Aspekte wie Beruf, Trainingsgewohnheiten und persönliche Präferenzen. Die Wissenschaft zeigt: Der Erfolg einer Ernährungsumstellung hängt maßgeblich davon ab, wie gut sie zum individuellen Lebensstil passt. Die folgenden Seiten bieten einen systematischen Überblick über die wichtigsten Low-Carb-Varianten und ihre praktische Umsetzung – damit Sie eine fundierte Entscheidung für Ihren persönlichen Weg treffen können.

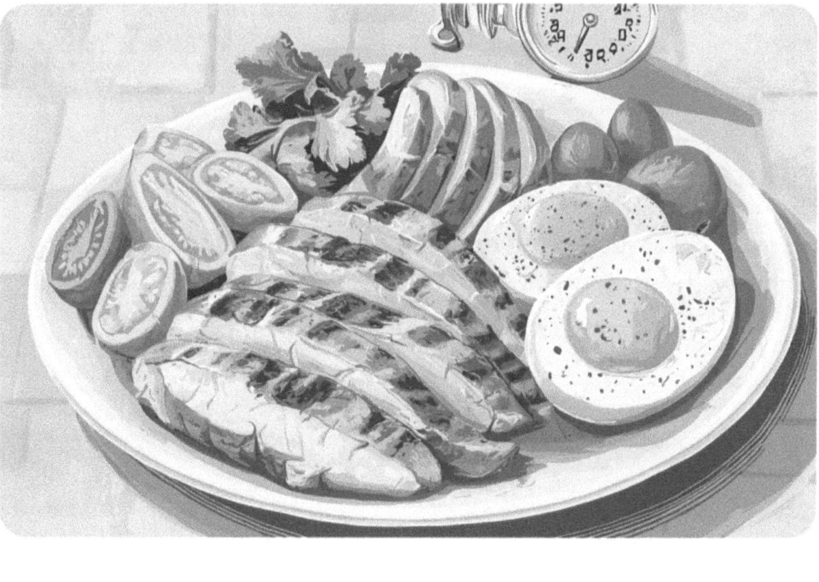

1. 1. Ketogene Ernährung

Die ketogene Ernährung stellt eine der radikalsten Formen der kohlenhydratarmen Ernährung dar und gewinnt zunehmend an Aufmerksamkeit in der Wissenschaft und Öffentlichkeit. Doch was genau passiert im Körper, wenn die Kohlenhydratzufuhr auf ein Minimum reduziert wird? Welche metabolischen Anpassungen sind erforderlich, um den Energiestoffwechsel von Glukose auf Fett umzustellen? Mit einer drastischen Beschränkung der Kohlenhydrate auf 20-50 Gramm täglich und einer Erhöhung des Fettanteils auf bis zu 70% der Gesamtkalorien unterscheidet sich diese Ernährungsform fundamental von konventionellen Ernährungsempfehlungen. Die Umstellung führt zu tiefgreifenden physiologischen Veränderungen, die sowohl positive gesundheitliche Effekte als auch potenzielle Risiken bergen können. Die wissenschaftliche Evidenz zu den Auswirkungen der ketogenen Ernährung wächst stetig und eröffnet neue Perspektiven für die Behandlung verschiedener Erkrankungen - von Stoffwechselstörungen bis hin zu neurologischen Erkrankungen. Die folgenden Abschnitte beleuchten detailliert die biochemischen Grundlagen, praktische Umsetzung und gesundheitlichen Aspekte dieser komplexen Ernährungsform.

> *„Eine ketogene Ernährung beschränkt die tägliche Kohlenhydratzufuhr auf 20-50 Gramm, was etwa 5-10% der Gesamtkalorienzufuhr entspricht."*

1. 1. 1. Strenge Kohlenhydratrestriktion

Eine strenge Kohlenhydratrestriktion bildet das Fundament der ketogenen Ernährung und beschränkt die tägliche Kohlenhydratzufuhr auf 20-50 Gramm [s1]. Dies entspricht etwa 5-10% der Gesamtkalorienzufuhr [s2], was bedeutet, dass beispielsweise bei einer 2000-Kalorien-Diät maximal 50 Gramm Kohlenhydrate pro Tag verzehrt werden dürfen. Um dies zu veranschaulichen: Eine mittelgroße Banane enthält bereits etwa 27 Gramm Kohlenhydrate - mehr als die Hälfte der täglich erlaubten Menge.

Die drastische Reduzierung der Kohlenhydrate führt zu einer fundamentalen Stoffwechselumstellung: Der Körper wechselt von Glukose zu Fett als primäre Energiequelle, ein Zustand, der als Ketose bezeichnet wird [s3]. Dabei werden Ketonkörper produziert, deren Konzentration im Blut zwischen 0,5 und 5 Millimol pro Liter liegen sollte [s4]. Um diese Stoffwechselumstellung zu erreichen, muss die Ernährung typischerweise zu 55-60% aus Fett, 30-35% aus Protein und nur 5-10% aus Kohlenhydraten bestehen [s2]. Besonders bemerkenswert ist, dass eine strenge Kohlenhydratrestriktion auch ohne Gewichtsverlust positive metabolische Effekte zeigen kann [s5]. In einer Studie verbesserten sich bei mehr als der Hälfte der Teilnehmer die Anzeichen des metabolischen Syndroms bereits nach vier Wochen. Die Verbesserungen betrafen dabei wichtige Gesundheitsparameter wie Triglyceride und Cholesterinwerte [s6].

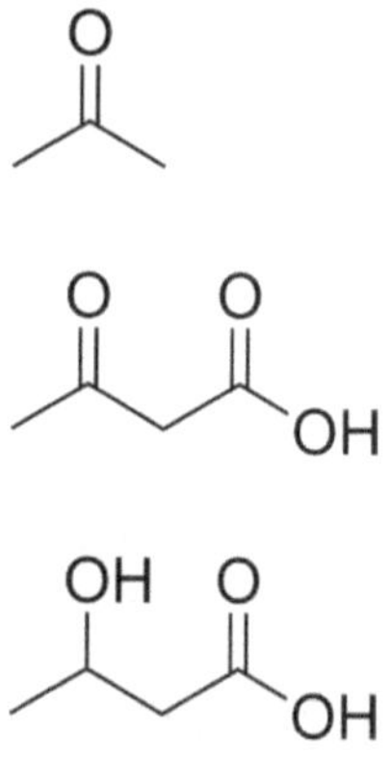

Ketonkörper [i1]

Für die praktische Umsetzung bedeutet dies, dass der Fokus auf naturbelassenen, kohlenhydratarmen Lebensmitteln liegen sollte. Empfehlenswert sind beispielsweise:
- Fleisch, Fisch und Eier
- Blattgemüse wie Spinat und Salate
- Nicht-stärkehaltiges Gemüse wie Brokkoli und Blumenkohl
- Gesunde Fette wie Olivenöl, Avocados und Nüsse

Für Sportler ist besonders interessant, dass eine kohlenhydratrestriktive Ernährung auch im Kraftsport erfolgreich eingesetzt werden kann [s7]. Studien zeigen, dass Athleten ihre Körpermasse reduzieren können, ohne dabei Einbußen in ihrer Hebeleistung zu erleiden. Dies macht diese Ernährungsform besonders attraktiv für Sportler in gewichtsklassenbasierten Sportarten. Bei älteren Erwachsenen mit Fettleibigkeit hat sich gezeigt, dass eine sehr kohlenhydratarme Diät zu einem beeindruckenden Verlust von 9,7% des Gesamtkörperfetts führen kann, wobei besonders das gesundheitlich bedenkliche viszerale Fett um bis zu 22,8% reduziert wurde [s8].

Allerdings sollten potenzielle Nebenwirkungen nicht außer Acht gelassen werden. Die sogenannte "Keto-Grippe" kann in den ersten Tagen auftreten und sich durch Symptome wie Übelkeit, Kopfschmerzen und Müdigkeit äußern [s2]. Um diese Übergangsphase zu erleichtern, empfiehlt es sich:
- Die Flüssigkeitszufuhr zu erhöhen
- Auf ausreichende Elektrolytzufuhr zu achten
- Die Kohlenhydrate schrittweise zu reduzieren
- Die Ernährungsumstellung am Wochenende zu beginnen

Die langfristige Sicherheit und Nachhaltigkeit einer strengen Kohlenhydratrestriktion wird noch erforscht [s1]. Daher ist es ratsam, die Diät unter fachkundiger Begleitung durchzuführen, besonders wenn bereits gesundheitliche Vorbelastungen bestehen. Regelmäßige Kontrollen der Blutwerte können dabei helfen, mögliche Nährstoffmängel frühzeitig zu erkennen [s3]. Ein weiterer positiver Aspekt ist die häufig beobachtete verbesserte Sättigung und Appetitkontrolle [s1], was die Einhaltung der Diät erleichtert. Viele Menschen berichten von einer spontanen Reduktion der Kalorienaufnahme, ohne dabei Hungergefühle zu verspüren [s6].

Glossar

Ketonkörper
Moleküle, die in der Leber aus Fettsäuren hergestellt werden und als Ersatz-Energiequelle für das Gehirn und andere Organe dienen können

Ketose
Ein natürlicher Stoffwechselzustand, bei dem der Körper bei fehlenden Kohlenhydraten Fett in der Leber zu Ketonkörpern umwandelt, die als alternative Energiequelle dienen können

Triglyceride
Eine Form von Blutfetten, die aus drei Fettsäuren und einem Glycerinmolekül bestehen und als Energiespeicher im Körper dienen

Viszerales Fett
Fettgewebe, das die inneren Organe im Bauchraum umgibt und als besonders stoffwechselaktiv gilt

1. 1. 2. Makronährstoffverteilung

Die Makronährstoffverteilung spielt bei der ketogenen Ernährung eine zentrale Rolle und muss sorgfältig ausbalanciert werden, um die gewünschte Stoffwechselumstellung zu erreichen. Verschiedene Varianten der ketogenen Ernährung unterscheiden sich dabei in ihrer spezifischen Nährstoffzusammensetzung [s9].

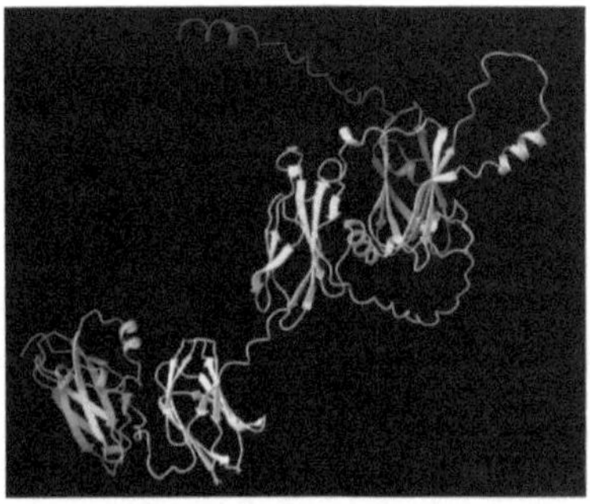

Eiweiß [i2]

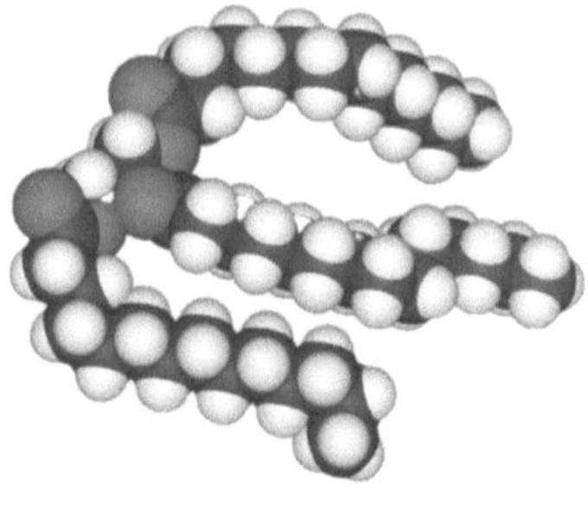

Fett [i3]

Die klassische ketogene Ernährung setzt auf einen sehr hohen Fettanteil von etwa 63%, einen moderaten Eiweißanteil von 25% und einen minimalen Kohlenhydratanteil von 12% der Gesamtkalorien [s9]. Für die praktische Umsetzung bedeutet dies bei einem Tagesbedarf von 2000 Kalorien: etwa 140g Fett, 125g Eiweiß und 60g Kohlenhydrate. Diese Verteilung können Sie beispielsweise durch folgende Mahlzeitenkombination erreichen: Zum Frühstück ein Omelett mit Avocado und Spinat, mittags gegrilltes Lachs mit Brokkoli in Olivenöl und abends einen Salat mit Hähnchenbrust und Nüssen. Eine proteinbetonte Variante der ketogenen Ernährung erhöht den Eiweißanteil auf 35% bei gleichzeitiger Reduzierung der Kohlenhydrate auf 5% und einem Fettanteil von 60% [s9]. Diese Variante eignet sich besonders für Sportler und aktive Menschen. Bei intensivem Krafttraining kann die Proteinzufuhr sogar auf bis zu 1,5 Gramm pro Pfund Körpergewicht (etwa 3,3g/kg) erhöht werden [s10]. Für Menschen nach einer bariatrischen Operation wurde eine spezielle Anpassung entwickelt: Bei einer reduzierten Kalorienaufnahme von 1000 Kalorien pro Tag wird hier eine Verteilung von 30% Protein (75g), 65% Fett (72g) und 5% Kohlenhydrate (13g) empfohlen [s11]. Dies gewährleistet eine ausreichende Proteinversorgung trotz reduzierter Gesamtkalorienmenge. Interessant sind auch die Auswirkungen verschiedener Makronährstoffverteilungen auf die Darmflora. Studien zeigen, dass eine proteinreiche Ernährung die Vielfalt der Darmbakterien positiv beeinflussen kann [s12]. Die ketogene Ernährung mit ihrem hohen Fettanteil kann ebenfalls die Zusammensetzung der Darmflora verändern und damit metabolische Prozesse beeinflussen [s12]. Bei der praktischen Umsetzung ist es wichtig, die Proteinzufuhr nicht zu übertreiben. Ein zu hoher Proteinkonsum kann über den Prozess der Gluconeogenese den Blutzuckerspiegel erhöhen und damit die ketose gefährden [s11]. Als Faustregel gilt: Die Proteinzufuhr sollte bei weniger als 1 Gramm pro Pfund Körpergewicht liegen [s10]. Für die konkrete Planung empfiehlt sich folgende Vorgehensweise: 1. Berechnen Sie Ihren individuellen Kalorienbedarf 2. Legen Sie die Kohlenhydratmenge fest (meist 20-50g) 3. Bestimmen Sie Ihren Proteinbedarf basierend auf Körpergewicht und Aktivitätslevel 4. Die verbleibenden Kalorien werden durch Fett gedeckt [s13] Ein praktisches Beispiel für eine moderat aktive Person mit einem Tagesbedarf von 1908 Kalorien könnte wie folgt aussehen: 24g Kohlenhydrate (5%), 126g Protein (27%) und 145g Fett (69%) [s13]. Dies lässt sich durch drei Hauptmahlzeiten und zwei Snacks gut verteilen.

Für die Umsetzung im Alltag empfiehlt es sich:
- Mahlzeiten im Voraus zu planen
- Eine Nährstoff-Tracking-App zu nutzen
- Portionsgrößen mit einer Küchenwaage zu kontrollieren
- Gesunde Fettquellen wie Olivenöl, Avocados und Nüsse zu bevorzugen
- Proteinquellen über den Tag zu verteilen

Die richtige Makronährstoffverteilung ist ein Schlüsselfaktor für den Erfolg der ketogenen Ernährung. Sie sollte individuell angepasst und regelmäßig überprüft werden, um optimale Ergebnisse zu erzielen.

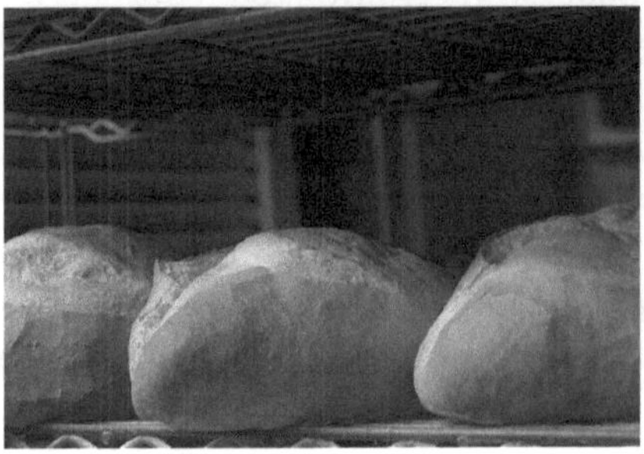

Kohlenhydrate [i4]

1. 1. 3. Vor- und Nachteile

Die ketogene Ernährung bietet sowohl vielversprechende Vorteile als auch bedeutende Herausforderungen, die sorgfältig abgewogen werden sollten. Zu den positiven Aspekten gehört die nachgewiesene Verbesserung der Blutzuckerkontrolle bei Typ-2-Diabetes [s14]. Dies ist besonders relevant für Menschen mit Stoffwechselstörungen. Beispielsweise können Diabetiker von einer besseren Blutzuckerregulation profitieren, sollten die Umstellung aber unbedingt mit ihrem Arzt abstimmen, da Medikamentendosierungen angepasst werden müssen. Wissenschaftliche Studien deuten auf weitere gesundheitliche Vorteile hin, wie ein möglicherweise verringertes Risiko für Herzkrankheiten und bestimmte Krebsarten [s15]. Besonders interessant ist die Entdeckung, dass spezielle ketonkoerper das Wachstum von Dickdarmtumoren verlangsamen könnten [s16]. Allerdings bedarf dieser vielversprechende Ansatz noch weiterer Forschung am Menschen.

Auf der anderen Seite gibt es ernst zu nehmende Nachteile und Risiken. Ein häufiges Problem ist das erhöhte Risiko von Nährstoffmängeln [s17]. Um dem entgegenzuwirken, empfiehlt sich:
- Regelmäßige Blutbildkontrollen
- Gezielte Supplementierung nach ärztlicher Rücksprache
- Sorgfältige Auswahl nährstoffreicher Lebensmittel

Die niedrige Ballaststoffaufnahme kann zu Verstopfung führen und die Darmflora negativ beeinflussen [s14]. Praktische Gegenmaßnahmen sind:
- Integration ballaststoffreicher, aber kohlenhydratarmer Lebensmittel wie Chiasamen
- Ausreichende Flüssigkeitszufuhr (mindestens 2,5 Liter täglich)
- Regelmäßige Bewegung zur Förderung der Darmtätigkeit

Ein weiterer bedeutender Nachteil ist die soziale Komponente: Die strenge Ernährungsform kann Restaurantbesuche und gesellschaftliche Anlässe erschweren [s18]. Hilfreiche Strategien sind:
- Vorab-Recherche von ketogenen Optionen in Restaurants
- Offene Kommunikation mit Familie und Freunden
- Vorbereitung eigener ketogener Snacks für unterwegs

Besondere Aufmerksamkeit verdienen die kurzfristigen Nebenwirkungen wie die "Keto-Grippe" mit Symptomen wie Übelkeit, Kopfschmerzen und Müdigkeit [s19]. Langfristige Risiken können Leberverfettung, Nierensteine und kardiovaskuläre Probleme aufgrund des hohen Anteils gesättigter Fette umfassen [s19].

Die ketogene Ernährung kann auch zu einem problematischen Verhältnis zu Lebensmitteln führen [s14]. Die strenge Restriktion bestimmter Nahrungsmittel kann obsessive Verhaltensweisen fördern. Daher ist es wichtig:
- Regelmäßige Selbstreflexion des Essverhaltens
- Professionelle Unterstützung in Anspruch nehmen
- Flexible Strategien für besondere Anlässe entwickeln

Interessanterweise zeigt sich die ketogene Ernährung im Diabetesmanagement als gleichwertige Alternative zu anderen Ernährungsformen [s20]. Dies bedeutet, dass die Wahl der Ernährungsform individuell getroffen werden sollte, basierend auf persönlichen Präferenzen und Lebensstil.

Die Nachhaltigkeit und langfristige Sicherheit der ketogenen Ernährung sind noch nicht abschließend geklärt [s16]. Für eine erfolgreiche Umsetzung empfiehlt sich daher:
- Regelmäßige ärztliche Kontrollen
- Schrittweise Einführung der Ernährungsumstellung
- Entwicklung realistischer langfristiger Strategien
- Flexibilität in besonderen Situationen

Eine pflanzenbetonte ketogene Ernährung mit hochwertigen Fetten könnte dabei vorteilhafter sein als eine Version mit vielen tierischen Produkten [s14]. Dies könnte das kardiovaskuläre Risiko reduzieren und gleichzeitig die positiven Effekte der ketose nutzen.

Glossar

Keto-Grippe

Temporäre Anpassungsreaktion des Körpers in den ersten Tagen einer ketogenen Ernährung. Entsteht durch die Umstellung des Stoffwechsels von Glukose- auf Fettverbrennung.

Zusammenfassung - 1. 1. Ketogene Ernährung

- Die ketogene Ernährung beschränkt Kohlenhydrate auf 20-50g täglich, was nur 5-10% der Gesamtkalorien entspricht
- Bei einer 2000-Kalorien-Diät enthält bereits eine Banane mehr als die Hälfte der erlaubten Kohlenhydrate
- Die Ketonkörper-Konzentration im Blut sollte zwischen 0,5-5 mmol/l liegen
- Über 50% der Studienteilnehmer zeigten nach 4 Wochen Verbesserungen des metabolischen Syndroms
- Bei älteren Erwachsenen wurde eine Reduktion des viszeralen Fetts um bis zu 22,8% beobachtet
- Die proteinbetonte Variante erhöht den Eiweißanteil auf 35% bei 5% Kohlenhydraten und 60% Fett
- Nach bariatrischen Operationen wird eine spezielle Verteilung von 30% Protein, 65% Fett und 5% Kohlenhydrate empfohlen
- Ein zu hoher Proteinkonsum kann über Gluconeogenese die Ketose gefährden
- Spezielle Ketonkörper könnten das Wachstum von Dickdarmtumoren verlangsamen
- Eine pflanzenbetonte ketogene Ernährung zeigt geringere kardiovaskuläre Risiken als die tierisch-basierte Variante
- Die Proteinzufuhr sollte unter 1g pro Pfund Körpergewicht liegen, außer bei intensivem Krafttraining

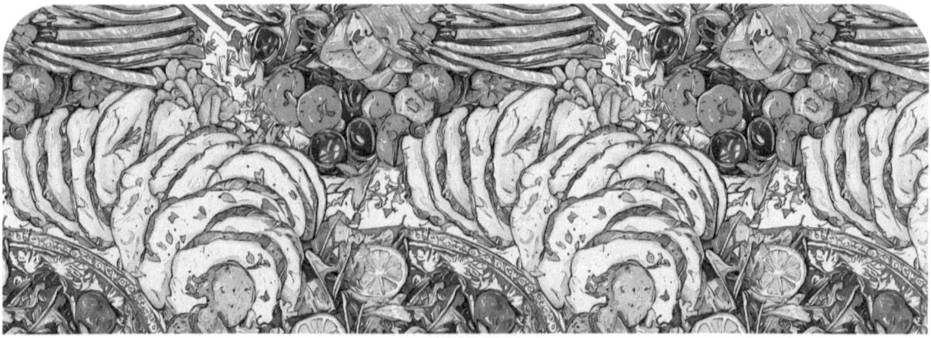

1. 2. Moderate Low Carb

Wie lässt sich eine Low-Carb-Ernährung so gestalten, dass sie langfristig durchhaltbar ist und dennoch effektiv zum Gewichtsverlust beiträgt? Welche Rolle spielt dabei die moderate Variante der kohlenhydratreduzierten Ernährung? Diese Fragen beschäftigen viele Menschen, die nach einem ausgewogenen Ansatz zur Gewichtsreduktion suchen. Die moderate Low-Carb-Ernährung stellt einen pragmatischen Mittelweg dar zwischen einer stark kohlenhydratreduzierten Diät und einer konventionellen Ernährung. Mit einer täglichen Aufnahme von etwa 100-150 Gramm Kohlenhydraten ermöglicht sie mehr Flexibilität bei der Lebensmittelauswahl als strenge Low-Carb-Varianten. Gleichzeitig bietet sie durch die reduzierte Kohlenhydratzufuhr metabolische Vorteile für den Gewichtsverlust. Die folgenden Abschnitte zeigen detailliert auf, wie Sie die moderate Low-Carb-Ernährung optimal in Ihren Alltag integrieren können und welche wissenschaftlich fundierten Strategien dabei besonders effektiv sind.

> *„An moderaten Kohlenhydrattagen sollten 20-35% der Gesamtkalorien aus Kohlenhydraten stammen, was bei einer 2000-Kalorien-Diät etwa 150-200 Gramm Kohlenhydrate bedeutet."*

1. 2. 1. Flexible Kohlenhydratmenge

Die flexible Gestaltung der Kohlenhydratmenge ist ein wichtiger Schlüssel für eine erfolgreiche und nachhaltige Low-Carb-Ernährung. Anders als bei starren Diätplänen ermöglicht dieser Ansatz eine individuelle Anpassung der Kohlenhydratzufuhr, die sich am persönlichen Aktivitätslevel und den körperlichen Bedürfnissen orientiert [s21]. Ein wesentlicher Vorteil dieser Flexibilität zeigt sich in der Möglichkeit, die Kohlenhydrataufnahme gezielt zu steuern. An Ruhetagen, wenn der Energiebedarf naturgemäß geringer ist, wird die Kohlenhydratzufuhr reduziert. Dagegen erhöht man die Menge an Trainingstagen, um dem gesteigerten Energiebedarf gerecht zu werden [s21]. Ein praktisches Beispiel verdeutlicht dies: Eine 30-jährige Person könnte ihre Kohlenhydrate wie folgt aufteilen: 123 Gramm an Ruhetagen, 200 Gramm bei moderater Aktivität und 238 Gramm an Tagen mit intensivem Training [s21]. Das Konzept des Carb Cycling stellt dabei eine systematische Methode dar, um diese Flexibilität zu strukturieren. Hierbei wechseln sich Tage mit unterschiedlicher Kohlenhydratzufuhr ab [s22]. An Tagen mit niedrigem Kohlenhydratanteil liegt die Aufnahme bei maximal 100 Gramm, was den Körper dazu anregt, verstärkt auf gespeicherte Fettreserven als Energiequelle zurückzugreifen [s23]. An Tagen mit hoher Kohlenhydratzufuhr können hingegen 300 bis 500 Gramm konsumiert werden, was die Glykogenspeicher auffüllt und intensive Trainingseinheiten ermöglicht [s23]. Für die praktische Umsetzung empfiehlt sich eine ausgewogene Ernährung mit hochwertigen Kohlenhydratquellen. An moderaten Kohlenhydrattagen, die 20-35% der Gesamtkalorien ausmachen sollten, bieten sich Vollkornprodukte, Hülsenfrüchte und verschiedene Gemüsesorten an [s24]. Ein typischer moderater Tag könnte bei einer 2000-Kalorien-Diät 150-200 Gramm Kohlenhydrate beinhalten [s22]. Die flexible Gestaltung hat auch positive psychologische Effekte: Sie erlaubt es, gelegentlich Lieblingsspeisen zu genießen, ohne den Gesamterfolg zu gefährden [s25]. Dies macht den Ansatz besonders nachhaltig und alltagstauglich. Um die Flexibilität optimal zu nutzen, empfiehlt sich das Führen eines Ernährungstagebuchs, in dem Aktivitäten und Kohlenhydratmengen dokumentiert werden. Besonders effektiv wird die flexible Kohlenhydratmenge in Kombination mit hochintensivem Intervalltraining (HIIT). Diese Kombination verstärkt die Fettverbrennung und sorgt für einen erhöhten Kalorienverbrauch auch nach dem Training

[s25]. An Trainingstagen können die Kohlenhydrate gezielt vor und nach dem Training erhöht werden, um optimale Leistung und Regeneration zu gewährleisten. Ein weiterer wichtiger Aspekt ist die Vermeidung metabolischer Anpassungen, die oft bei strengen Diäten auftreten. Durch die wechselnde Kohlenhydratzufuhr bleibt der Stoffwechsel aktiv, was langfristig die Fettverbrennung unterstützt [s23]. Dies ist besonders wichtig für Menschen, die durch frühere Crash-Diäten metabolische Ungleichgewichte entwickelt haben [s25]. Für die praktische Umsetzung empfiehlt sich ein schrittweiser Einstieg: Beginnen Sie mit der Identifikation Ihrer Trainings- und Ruhetage. Planen Sie dann Ihre Mahlzeiten entsprechend vor, wobei Sie an Trainingstagen kohlenhydratreiche Mahlzeiten um Ihre Workouts herum platzieren. Experimentieren Sie mit verschiedenen Kohlenhydratmengen und beobachten Sie, wie Ihr Körper darauf reagiert. Achten Sie dabei besonders auf Ihre Energie, Leistungsfähigkeit und Ihr allgemeines Wohlbefinden. Die Flexibilität in der Kohlenhydratzufuhr ermöglicht es auch, soziale Ereignisse oder besondere Anlässe in den Ernährungsplan zu integrieren. Planen Sie beispielsweise einen Tag mit höherer Kohlenhydrataufnahme für Familienfeiern oder Restaurant-Besuche ein. Diese Strategie hilft, die Diät langfristig durchzuhalten und verhindert das Gefühl von Verzicht oder sozialer Isolation.

Glossar

Glykogenspeicher
Speicherform für Kohlenhydrate in Muskeln und Leber, die bei Bedarf schnell in Energie umgewandelt werden kann. Ein durchschnittlicher Erwachsener kann etwa 400-500g Glykogen speichern.

HIIT
Eine Trainingsmethode, bei der sich sehr intensive Belastungsphasen mit kurzen Erholungspausen abwechseln, zum Beispiel 30 Sekunden Sprint gefolgt von 30 Sekunden Gehen.

metabolisch
Bezieht sich auf den Stoffwechsel des Körpers und die biochemischen Prozesse, die bei der Verarbeitung von Nährstoffen ablaufen.

1. 2. 2. Lebensmittelauswahl

Bei der Lebensmittelauswahl für eine moderate Low Carb-Ernährung steht die bewusste Kombination nährstoffreicher Lebensmittel im Vordergrund. Der Fokus liegt dabei auf hochwertigen Proteinen, gesunden Fetten und ausgewählten Kohlenhydratquellen [s26]. Proteinreiche Lebensmittel bilden das Fundament der Ernährung. Fisch und Meeresfrüchte sind dabei besonders wertvoll, da sie neben hochwertigem Protein auch wichtige Omega-3-Fettsäuren liefern [s27]. Ein praktischer Tipp ist es, mindestens zweimal pro Woche fetten Fisch wie Lachs oder Makrele in den Speiseplan einzubauen. Eier sind ebenfalls eine ausgezeichnete Proteinquelle und eignen sich perfekt für ein schnelles Frühstück oder als Snack - mit weniger als 1 Gramm Kohlenhydraten pro Ei [s26].

Bei den Gemüsesorten sollte man besonders auf ballaststoffreiche Varianten achten. Artischocken mit 14,4 Gramm Kohlenhydraten pro mittelgroßer Portion oder Spargel mit nur 7,4 Gramm pro Tasse sind ideale Optionen [s26]. Ein cleverer Küchentipp ist die Verwendung von Blumenkohl als Reisersatz - einfach im Mixer zerkleinern und kurz andünsten. Mit nur 5,1 Gramm Kohlenhydraten pro Tasse ist dies eine ausgezeichnete Alternative [s26].

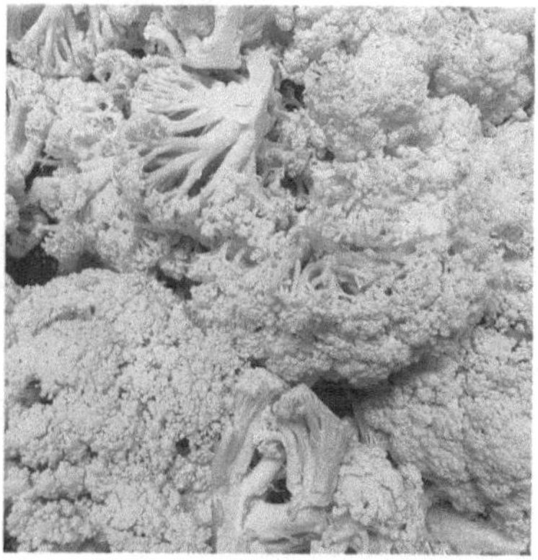

Blumenkohl [i5]

Gesunde Fette spielen eine wichtige Rolle und sollten bevorzugt aus pflanzlichen Quellen stammen [s28]. Avocados sind hier ein Multitalent - sie liefern nicht nur gesunde Fette, sondern auch wichtige Mineralstoffe wie Kalium bei nur 8,5 Gramm Kohlenhydraten pro halber Frucht [s26]. Nüsse und Samen ergänzen den Speiseplan optimal. Besonders kohlenhydratarm sind Pekannüsse und Macadamianüsse mit etwa 4 Gramm Kohlenhydraten pro 28 Gramm [s26]. Für die praktische Umsetzung empfiehlt sich die Vorbereitung von Mahlzeiten. Ein typisches Low Carb-Abendessen könnte eine Rindfleischpfanne mit Blumenkohlreis sein [s29]. Für unterwegs eignen sich vorbereitete Snackboxen mit hartgekochten Eiern, Käsewürfeln und Nüssen. Bei Süßhunger sind Beeren die beste Wahl - Himbeeren enthalten mit 17,8 Gramm pro Tasse vergleichsweise wenig Kohlenhydrate [s26]. Bei den Getränken gilt: Wasser, ungesüßter Tee und Kaffee sind die besten Optionen [s28]. Ein praktischer Tipp ist es, Wasser mit frischen Kräutern oder Zitronenscheiben zu aromatisieren. Zuckerhaltige Getränke sollten komplett vermieden werden [s28]. Für die Zubereitung von Backwaren ist Mandelmehl eine gute Alternative zum klassischen Weizenmehl. Mit nur 6 Gramm Kohlenhydraten pro 28 Gramm eignet es sich hervorragend für Low Carb-Gebäck [s26]. Wenn es um Pasta geht, ist Vollkornpasta die bessere Wahl, da sie mehr Ballaststoffe enthält und länger sättigt [s30].

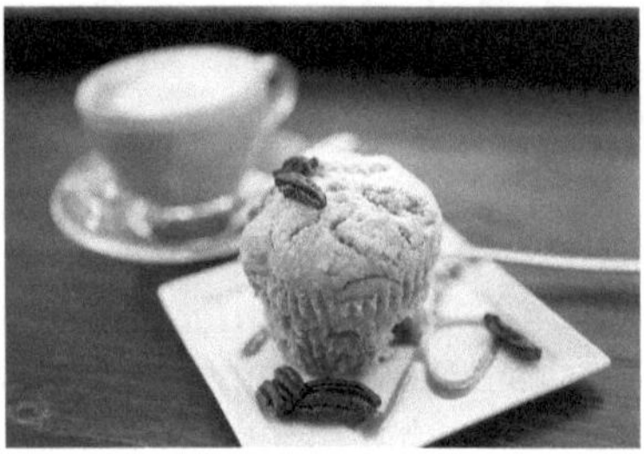

Pekannüsse [i6]

Milchprodukte sollten sorgfältig ausgewählt werden. Naturjoghurt und Hüttenkäse sind ideal, da sie proteinreich und kohlenhydratarm sind [s27]. Käse ist mit weniger als 1 Gramm Kohlenhydraten pro 28 Gramm eine ausgezeichnete Proteinquelle [s26]. Für die Vorratshaltung empfiehlt es sich, immer bestimmte Basics vorrätig zu haben: Eier, verschiedene Gemüsesorten, Nüsse, Olivenöl und Proteinquellen wie Fisch oder Fleisch. Ein praktischer Tipp ist es, Gemüse gleich nach dem Einkauf zu waschen und zu portionieren - das spart Zeit und erleichtert die schnelle Zubereitung gesunder Mahlzeiten. Die Lebensmittelauswahl sollte auch saisonale Aspekte

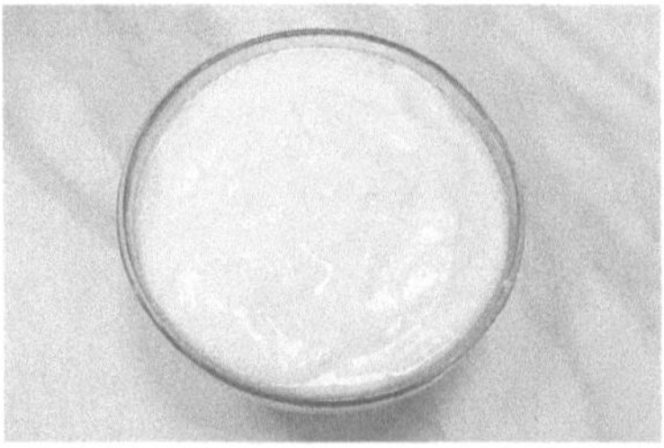

Naturjoghurt [i7]

berücksichtigen. Im Winter bieten sich beispielsweise Kohlgemüse an, während im Sommer eine größere Auswahl an frischen Salaten und Gemüsen zur Verfügung steht. Als Dessert-Alternative kann gelegentlich dunkle Schokolade genossen werden, da sie Antioxidantien enthält und in Maßen in eine Low Carb-Ernährung passt [s27].

Glossar

Antioxidantien
Schützende Substanzen, die freie Radikale im Körper neutralisieren und damit Zellschäden vorbeugen. Sie stärken das Immunsystem und verzögern Alterungsprozesse.

Ballaststoff
Unverdauliche Pflanzenfasern, die die Verdauung fördern, das Sättigungsgefühl verlängern und den Blutzuckerspiegel stabilisieren.

1. 2. 3. Anwendungsbereiche

Die moderate Low-Carb-Ernährung eignet sich besonders für Menschen, die eine sanfte und nachhaltige Umstellung ihrer Ernährungsgewohnheiten anstreben. Anders als bei radikalen Diätformen ermöglicht dieser Ansatz eine schrittweise Anpassung, die den Körper nicht überfordert und gleichzeitig effektive Ergebnisse liefert [s31]. Ein wichtiges Anwendungsgebiet findet sich bei Menschen mit Stoffwechselstörungen. Besonders Personen mit Typ-2-Diabetes oder Prädiabetes können von dieser Ernährungsform profitieren. Durch die reduzierte Kohlenhydratzufuhr wird der Blutzuckerspiegel besser regulierbar, was zu einer verbesserten glykämischen Kontrolle führt [s32]. Ein praktisches Beispiel: Ein Diabetiker könnte seinen Tag mit einem proteinreichen Frühstück aus Rühreiern mit Gemüse beginnen, statt zu kohlenhydratreichen Cerealien zu greifen. Dies führt zu stabileren Blutzuckerwerten über den Tag hinweg. Die Diät zeigt sich auch bei Menschen mit Insulinresistenz als vorteilhaft [s33]. In diesem Fall hilft die reduzierte Kohlenhydrataufnahme dabei, die Insulinempfindlichkeit des Körpers zu verbessern. Ein strukturierter Ernährungsplan könnte hier beispielsweise vorsehen, komplexe Kohlenhydrate hauptsächlich um Trainingseinheiten herum zu konsumieren, wenn die Insulinsensitivität erhöht ist. Besonders effektiv ist die Anwendung im Rahmen digital unterstützter Programme. Moderne Interventionen kombinieren die Ernährungsumstellung mit digitalen Plattformen, die eine kontinuierliche Überwachung und Anpassung ermöglichen [s32]. Nutzer können beispielsweise ihre Mahlzeiten und Blutzuckerwerte in einer App protokollieren und erhalten direktes Feedback sowie Anpassungsvorschläge. Die moderate Low-Carb-Ernährung eignet sich auch hervorragend für Menschen mit erhöhten Triglyceridwerten [s33]. Die Reduktion der Kohlenhydrate bei gleichzeitiger Erhöhung gesunder Fette kann zur Normalisierung der Blutfettwerte beitragen. Ein praktischer Ansatz wäre hier, raffinierte Kohlenhydrate durch gesunde Fettquellen wie Avocados, Olivenöl und Nüsse zu ersetzen. Für Menschen, die empfindlich auf drastische Ernährungsumstellungen reagieren, bietet dieser moderate Ansatz einen sanften Einstieg [s31]. Die schrittweise Reduktion der Kohlenhydrate verhindert typische Nebenwirkungen wie Kopfschmerzen oder Müdigkeit, die bei radikaleren Low-Carb-Varianten auftreten können. Ein bewährter Einstieg ist die wöchentliche Reduktion der Kohlenhydrate um etwa 50

Gramm, bis der gewünschte Zielbereich erreicht ist. Die Anwendung im Rahmen von Gewichtsmanagementprogrammen zeigt ebenfalls positive Resultate [s32]. Durch die Kombination von Ernährungsumstellung und Verhaltensänderung können nachhaltige Erfolge erzielt werden. Ein strukturiertes Programm könnte wöchentliche Zielsetzungen, Ernährungsprotokolle und regelmäßige Erfolgskontrollen beinhalten. Besonders hervorzuheben ist die Flexibilität dieser Ernährungsform im Alltag. Sie lässt sich gut in verschiedene Lebenssituationen integrieren, sei es im Beruf, beim Sport oder in sozialen Kontexten. Ein praktischer Tipp ist die Vorbereitung von Low-Carb-Mahlzeiten für arbeitsreiche Tage oder das Identifizieren geeigneter Optionen in der Kantine oder im Restaurant. Die Anwendung sollte idealerweise von regelmäßigen Gesundheitschecks begleitet werden, besonders bei Menschen mit bestehenden Gesundheitsproblemen. Die Überwachung von Blutwerten, Blutdruck und anderen relevanten Parametern hilft dabei, den Erfolg der Ernährungsumstellung zu dokumentieren und gegebenenfalls Anpassungen vorzunehmen.

Glossar

glykämisch
Bezieht sich auf den Einfluss von Nahrungsmitteln auf den Blutzuckerspiegel und dessen Verlauf nach dem Essen

Insulinresistenz
Ein Zustand, bei dem Körperzellen weniger empfindlich auf das Hormon Insulin reagieren, wodurch mehr Insulin benötigt wird, um Glukose aus dem Blut in die Zellen zu transportieren

Prädiabetes
Eine Vorstufe des Diabetes mellitus, bei der die Blutzuckerwerte erhöht sind, aber noch nicht die Diagnosegrenze für Diabetes erreichen

Triglycerid
Fettmoleküle im Blut, die als Energiespeicher dienen und bei erhöhten Werten ein Risikofaktor für Herz-Kreislauf-Erkrankungen sein können

Zusammenfassung - 1. 2. Moderate Low Carb

- Moderate Low Carb ermöglicht eine flexible Kohlenhydrataufnahme zwischen 100-500g je nach Aktivitätslevel.
- Das Carb Cycling nutzt systematisch niedrige und hohe Kohlenhydrattage für optimale Fettverbrennung.
- An moderaten Kohlenhydrattagen werden 20-35% der Gesamtkalorien durch Kohlenhydrate gedeckt.
- Die Kombination mit HIIT-Training verstärkt die Fettverbrennung auch nach dem Training.
- Wechselnde Kohlenhydratzufuhr verhindert metabolische Anpassungen des Stoffwechsels.
- Artischocken (14,4g KH/Portion) und Spargel (7,4g KH/Tasse) sind ideale Gemüsesorten.
- Blumenkohl als Reisersatz enthält nur 5,1g Kohlenhydrate pro Tasse.
- Pekannüsse und Macadamianüsse haben mit 4g pro 28g den niedrigsten Kohlenhydratgehalt unter Nüssen.
- Mandelmehl enthält nur 6g Kohlenhydrate pro 28g und eignet sich für Low-Carb-Backwaren.
- Die Ernährungsform verbessert nachweislich die glykämische Kontrolle bei Typ-2-Diabetes.
- Besonders effektiv ist die Anwendung bei Insulinresistenz und erhöhten Triglyceridwerten.
- Die schrittweise Reduktion um 50g Kohlenhydrate pro Woche minimiert Nebenwirkungen wie Kopfschmerzen.

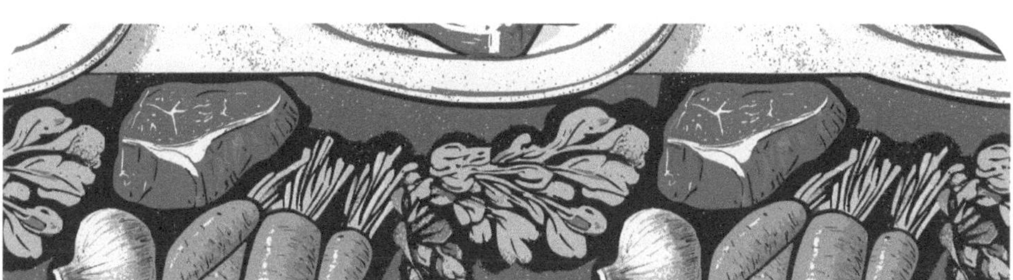

1. 3. Cyclische Low Carb

Wie lässt sich eine Low-Carb-Ernährung flexibel gestalten, ohne auf die positiven Effekte der Kohlenhydratreduktion verzichten zu müssen? Kann man die Vorteile einer kohlenhydratarmen Ernährung mit den energetischen Bedürfnissen eines aktiven Lebensstils in Einklang bringen? Diese Fragen beschäftigen viele Menschen, die nach einem ausgewogenen Ansatz zur Gewichtsreduktion suchen. Die cyclische Low-Carb-Ernährung bietet einen wissenschaftlich fundierten Ansatz, der die metabolischen Vorteile einer kohlenhydratreduzierten Ernährung mit gezielten Phasen höherer Kohlenhydratzufuhr kombiniert. Durch den systematischen Wechsel zwischen Tagen mit unterschiedlicher Kohlenhydrataufnahme kann der Körper sowohl von den fettverbrennenden Eigenschaften einer Low-Carb-Ernährung als auch von den leistungssteigernden Effekten der Kohlenhydrate profitieren. Die Methode erfordert zwar eine sorgfältige Planung, bietet aber durch ihre Flexibilität die Möglichkeit, sie an verschiedene Lebensstile und Trainingsziele anzupassen. Die folgenden Abschnitte zeigen detailliert, wie Sie diese Ernährungsform effektiv in Ihren Alltag integrieren können.

> *„Das Carb Cycling Prinzip wechselt gezielt zwischen Tagen mit hoher und niedriger Kohlenhydrataufnahme, um sowohl Fettabbau als auch Muskelerhalt zu optimieren.“*

---

1. 3. 1. Carb Cycling Prinzip

Das Carb Cycling Prinzip stellt eine ausgeklügelte Ernährungsstrategie dar, bei der gezielt zwischen Tagen mit hoher und niedriger Kohlenhydrataufnahme gewechselt wird [s34]. Diese Methode nutzt die unterschiedlichen Stoffwechselreaktionen des Körpers auf verschiedene Kohlenhydratmengen, um sowohl Fettabbau als auch Muskelerhalt zu optimieren [s35].

An Tagen mit hoher Kohlenhydratzufuhr, typischerweise zwischen 300 und 500 Gramm, werden die Glykogenspeicher aufgefüllt [s36]. Diese Tage werden strategisch auf intensive Trainingseinheiten gelegt, um maximale Leistung zu gewährleisten [s37]. Ein praktisches Beispiel wäre, an einem Tag mit Krafttraining oder hiit-Workout morgens ein Vollkornmüsli, mittags Quinoa mit Gemüse und abends Süßkartoffeln mit Protein zu konsumieren. An Tagen mit niedriger Kohlenhydratzufuhr wird die Aufnahme auf maximal 100 Gramm reduziert [s36]. Der Körper wird dadurch gezwungen, verstärkt auf Fettreserven als Energiequelle zurückzugreifen [s38]. An solchen Tagen könnte ein Ernährungsplan beispielsweise aus einem Protein-Smoothie zum Frühstück, einem großen Salat mit Hähnchen zum Mittag und Fisch mit Gemüse zum Abend bestehen.

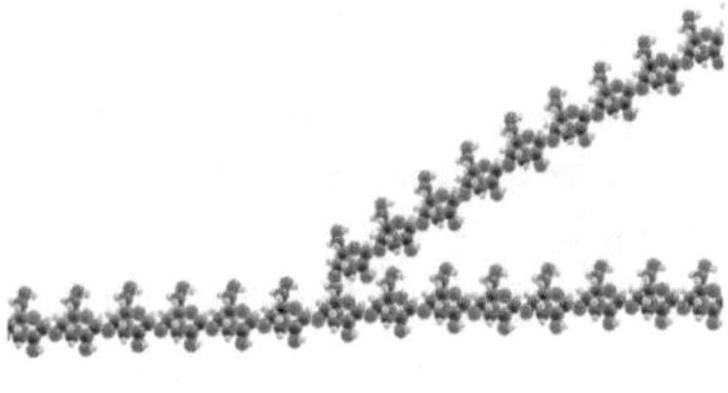

Glykogen [i8]

Die Planung spielt beim Carb Cycling eine zentrale Rolle [s38]. Ein typischer Wochenplan könnte wie folgt aussehen:
- Montag (Krafttraining): Hohe Kohlenhydrataufnahme
- Dienstag (Cardio): Mittlere Kohlenhydrataufnahme
- Mittwoch (Ruhetag): Niedrige Kohlenhydrataufnahme
- Donnerstag (Krafttraining): Hohe Kohlenhydrataufnahme
- Freitag (Cardio): Mittlere Kohlenhydrataufnahme
- Samstag/Sonntag (Ruhetage): Niedrige Kohlenhydrataufnahme

Besonders wichtig ist die Qualität der gewählten Kohlenhydratquellen [s34]. An Tagen mit hoher Aufnahme sollten komplexe Kohlenhydrate wie

Vollkornprodukte, Haferflocken und Süßkartoffeln bevorzugt werden. Diese liefern nicht nur Energie, sondern auch wichtige Ballaststoffe und Mikronährstoffe. Interessanterweise kann das Training im glykogenarmen Zustand an Tagen mit niedrigen Kohlenhydraten die Mitochondrienbiogenese fördern, was langfristig zu einer verbesserten Energieeffizienz führt [s39]. Um dies zu nutzen, empfiehlt sich beispielsweise leichtes Cardiotraining am Morgen eines Low-Carb-Tages. Ein oft übersehener Vorteil des Carb Cycling ist seine psychologische Komponente [s35]. Da es regelmäßige "Hochphasen" erlaubt, fällt es vielen Menschen leichter, sich langfristig an den Plan zu halten. Dies macht es zu einer nachhaltigeren Option im Vergleich zu durchgehend strengen Low-Carb-Diäten. Für Anfänger empfiehlt sich ein schrittweiser Einstieg. Beginnen Sie zunächst mit der Unterscheidung zwischen normalen und niedrigen Kohlenhydrattagen, bevor Sie hochkarätige Tage einführen. Achten Sie dabei besonders auf Ihre Energielevel und Trainingsleistung [s40]. Die Methode erfordert zwar eine sorgfältige Planung und Überwachung der Nahrungsaufnahme, bietet aber durch ihre Flexibilität die Möglichkeit, sie an individuelle Bedürfnisse und Lebensstile anzupassen [s34]. Ein praktischer Tipp ist das Führen eines Ernährungstagebuchs, um die unterschiedlichen Kohlenhydratmengen im Blick zu behalten und die Reaktionen des Körpers zu dokumentieren. Wichtig ist auch die Beachtung der Gesamtkalorienbilanz [s37]. Carb Cycling funktioniert am besten, wenn die Grundprinzipien einer ausgewogenen Ernährung eingehalten werden. An Low-Carb-Tagen sollte der Fokus auf proteinreichen Lebensmitteln und gesunden Fetten liegen, um Muskelabbau zu vermeiden und Sättigung zu gewährleisten.

1. 3. 2. Timing der Kohlenhydrate

Das optimale Timing der Kohlenhydrataufnahme spielt eine zentrale Rolle für den Erfolg der cyclischen Low-Carb-Diät. Die strategische Planung der Kohlenhydratzufuhr über den Tag verteilt kann den Stoffwechsel optimieren und die Trainingsleistung sowie Regeneration deutlich verbessern [s41]. Besonders wichtig ist das Timing an Trainingstagen. Vor intensiven Trainingseinheiten empfiehlt sich eine Kombination aus Protein und Kohlenhydraten, um die Energiespeicher optimal zu füllen [s42]. Ein praktisches Beispiel wäre ein Vollkornbrot mit Putenbrust etwa 1-2 Stunden vor dem Training. Während längerer Trainingseinheiten sollten alle 10-15 Minuten etwa 30-60g Kohlenhydrate in Form einer 6-8%igen Kohlenhydrat-Elektrolytlösung aufgenommen werden [s41]. Dies entspricht beispielsweise 500ml eines verdünnten Sportgetränks. Nach dem Training öffnet sich ein wichtiges "Nährstoff-Fenster", in dem der Körper besonders effektiv Nährstoffe aufnimmt. In dieser Phase sollten pro Stunde etwa 0,8g Kohlenhydrate pro Kilogramm Körpergewicht kombiniert mit 0,2-0,4g Protein pro Kilogramm Körpergewicht zugeführt werden [s41]. Für eine 70kg schwere Person bedeutet dies etwa 56g Kohlenhydrate und 14-28g Protein. Dies könnte durch einen Shake mit Wheyprotein und Banane oder eine Portion Reis mit Hähnchenbrust erreicht werden. An Ruhetagen hingegen wird die Kohlenhydratzufuhr deutlich reduziert, um ein Kaloriendefizit zu erreichen [s43]. Die erste Mahlzeit des Tages sollte an diesen Tagen proteinreich und kohlenhydratarm sein [s44], beispielsweise ein Omelett mit Gemüse. Im weiteren Tagesverlauf liegt der Fokus auf Protein und gesunden Fetten, während Kohlenhydrate auf 0,25-0,5g pro Pfund Körpergewicht begrenzt werden [s44]. Ein wichtiger Aspekt ist die Anpassung der Mahlzeitenfrequenz an den individuellen Lebensstil. Während einige Menschen von 4-6 kleineren Mahlzeiten pro Tag profitieren, können andere bessere Ergebnisse mit intermittierendem Fasten und nur zwei größeren Mahlzeiten erzielen [s45]. Entscheidend ist dabei, dass das Training idealerweise innerhalb oder direkt vor dem Essensfenster stattfindet [s44].

Die Verteilung der Makronährstoffe über den Tag folgt einem bestimmten Muster: Morgens werden vorwiegend Protein und Fette konsumiert, vor und nach dem Training Protein und Kohlenhydrate, und abends wieder hauptsächlich Protein und Fette [s42]. Ein typischer Trainingstag könnte so aussehen:

- Frühstück: Rührei mit Avocado
- Pre-Workout: Banane mit Proteinshake
- Post-Workout: Süßkartoffeln mit Hähnchenbrust
- Abendessen: Lachs mit Gemüse

An Tagen mit hoher Kohlenhydratzufuhr muss besonders auf die Fettaufnahme geachtet werden, um eine übermäßige Kalorienaufnahme zu vermeiden [s46]. Die erhöhte Kohlenhydrat- und Kalorienzufuhr an bestimmten Tagen sorgt für einen metabolischen Schub, während die Reduzierung an anderen Tagen die Gewichtsabnahme unterstützt [s45]. Für Ausdauersportler und aktive Personen kann diese Form des Kohlenhydrat-Timings besonders vorteilhaft sein [s47], da sie sowohl die Trainingsleistung als auch die Regeneration optimiert. Die Flexibilität bei der Anpassung der Essens- und Fastenfenster ermöglicht es, den Plan an individuelle Bedürfnisse und Tagesabläufe anzupassen [s44]. Ein praktischer Tipp für die Umsetzung ist die Vorbereitung von Mahlzeiten (Meal Prep). So können die richtigen Nährstoffe zum optimalen Zeitpunkt verfügbar gemacht werden. Auch die Verwendung einer Ernährungs-App kann helfen, die Makronährstoffverteilung über den Tag im Blick zu behalten.

Glossar

Meal Prep
Systematische Vorbereitung von Mahlzeiten im Voraus, meist für mehrere Tage, um eine kontrollierte Ernährung zu gewährleisten

Post-Workout
Phase nach dem Training, in der der Körper besonders aufnahmefähig für Nährstoffe ist und die Muskelregeneration beginnt

Pre-Workout
Spezielle Ernährungsphase direkt vor dem Training, die den Körper optimal auf die bevorstehende Belastung vorbereitet und Energie bereitstellt

Wheyprotein
Aus Molke gewonnenes Protein mit hoher biologischer Wertigkeit, das schnell vom Körper aufgenommen werden kann

1. 3. 3. Für wen geeignet

Die cyclische Low-Carb-Diät eignet sich besonders für Menschen, die bereit sind, sich intensiv mit ihrer Ernährung auseinanderzusetzen und eine strukturierte Herangehensweise an ihre Gewichtsreduktion bevorzugen [s48]. Diese Methode erfordert ein hohes Maß an Planung und Disziplin, weshalb sie vor allem für motivierte Personen geeignet ist, die bereit sind, ihre Ernährungsgewohnheiten grundlegend umzustellen. Besonders profitieren können Menschen mit insulinresistenz von dieser Ernährungsform [s49]. Durch den gezielten Wechsel zwischen kohlenhydratarmen und -reichen Tagen wird der Stoffwechsel regelmäßig neu herausgefordert, was zu einer verbesserten Insulinempfindlichkeit führen kann. Ein praktisches Beispiel: Eine Person mit Insulinresistenz könnte an Low-Carb-Tagen ihren Blutzuckerspiegel durch proteinreiche Mahlzeiten wie Eier mit Avocado zum Frühstück und Fisch mit Gemüse zum Mittag stabilisieren. Auch für Menschen mit Hypothyreose (Schilddrüsenunterfunktion) kann diese Ernährungsform vorteilhaft sein [s50]. Die gezielte Steuerung der Kohlenhydratzufuhr kann dabei helfen, die bei Hypothyreose häufig auftretende Gewichtszunahme zu kontrollieren. Betroffene sollten jedoch besonders aufmerksam auf ihre Körpersignale achten und die Umstellung gegebenenfalls in Absprache mit ihrem Arzt vornehmen.

Die Methode ist allerdings nicht für jeden geeignet [s48]. Menschen, die:
- einen sehr unregelmäßigen Tagesablauf haben
- häufig auf Geschäftsreisen sind
- unter starkem Stress stehen
- zu Essstörungen neigen
- schwanger sind oder stillen

könnten Schwierigkeiten haben, die erforderliche Struktur einzuhalten.

Ein wichtiger praktischer Aspekt ist die Vorbereitung. Erfolgreiche Anwender dieser Methode planen ihre Mahlzeiten oft eine Woche im Voraus und bereiten Grundzutaten vor. Ein Beispiel für eine praktische Umsetzung wäre:
- Sonntags: Wochenplanung erstellen und Großeinkauf
- Vorkochen von Grundzutaten wie Quinoa, Hähnchenbrust und gedämpftem Gemüse

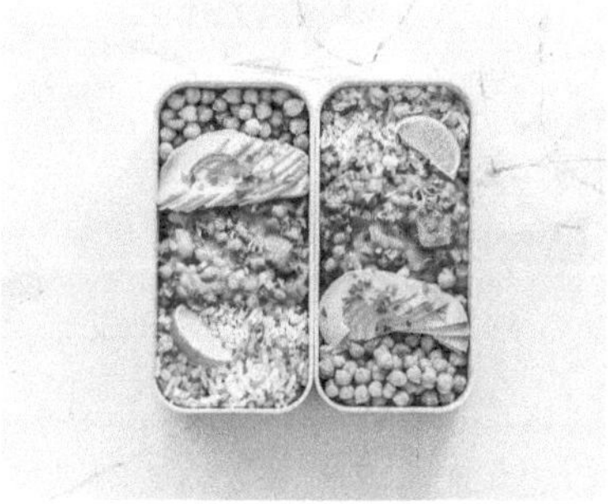

Meal-Prep-Behälter [i9]

- Portionieren in Meal-Prep-Behälter für die verschiedenen Tagestypen
- Vorbereitung von Notfall-Snacks für unterwegs

Die individuelle Anpassungsfähigkeit spielt eine zentrale Rolle. Während einige Menschen schnell positive Resultate sehen, benötigen andere mehr Zeit für die Adaptation. Ein sanfter Einstieg könnte so aussehen: Woche 1-2: Beobachtung der aktuellen Ernährungsgewohnheiten Woche 3-4: Schrittweise Reduzierung der Kohlenhydrate an ausgewählten Tagen Woche 5-6: Einführung des vollständigen Cycling-Schemas

Besonders wichtig ist die regelmäßige Überprüfung der individuellen Verträglichkeit. Dabei sollten folgende Aspekte beobachtet werden:
- Energieniveau im Tagesverlauf
- Schlafqualität
- Stimmung und mentale Klarheit
- Trainingsleistung
- Hunger- und Sättigungsgefühl

Für Sportler und aktive Menschen bietet diese Ernährungsform den Vorteil, dass sie die Trainingsleistung durch strategische Kohlenhydratzufuhr optimieren können. Allerdings sollten Ausdauersportler oder Wettkampfathleten die Methode in trainingsfreien Phasen testen und nicht direkt vor wichtigen Wettkämpfen einführen.

Die erfolgreiche Umsetzung erfordert oft auch soziale Anpassungen. Ein offener Dialog mit Familie und Freunden über die neue Ernährungsweise kann helfen, Unterstützung zu erhalten und potenzielle Konflikte bei gemeinsamen Mahlzeiten zu vermeiden. Praktische Strategien hierfür könnten sein:

- Vorab-Information über Restaurantmenüs
- Mitbringen eigener Gerichte zu sozialen Anlässen
- Flexible Handhabung bei besonderen Anlässen

Zusammenfassung - 1. 3. Cyclische Low Carb

- Carb Cycling wechselt strategisch zwischen Tagen mit 300-500g und maximal 100g Kohlenhydraten.
- Training im glykogenarmen Zustand fördert die Mitochondrienbiogenese und verbessert langfristig die Energieeffizienz.
- Nach dem Training sollten pro Stunde etwa 0,8g Kohlenhydrate und 0,2-0,4g Protein pro Kilogramm Körpergewicht zugeführt werden.
- An Ruhetagen wird die Kohlenhydratzufuhr auf 0,25-0,5g pro Pfund Körpergewicht begrenzt.
- Die erhöhte Kohlenhydrat- und Kalorienzufuhr an bestimmten Tagen sorgt für einen metabolischen Schub.
- Während längerer Trainingseinheiten sollten alle 10-15 Minuten etwa 30-60g Kohlenhydrate als 6-8%ige Kohlenhydrat-Elektrolytlösung aufgenommen werden.
- Menschen mit Insulinresistenz profitieren besonders von der verbesserten Insulinempfindlichkeit durch den gezielten Wechsel.
- Bei Hypothyreose kann die gezielte Steuerung der Kohlenhydratzufuhr helfen, die häufig auftretende Gewichtszunahme zu kontrollieren.
- Die psychologische Komponente der regelmäßigen "Hochphasen" macht die Methode nachhaltiger als durchgehend strenge Low-Carb-Diäten.

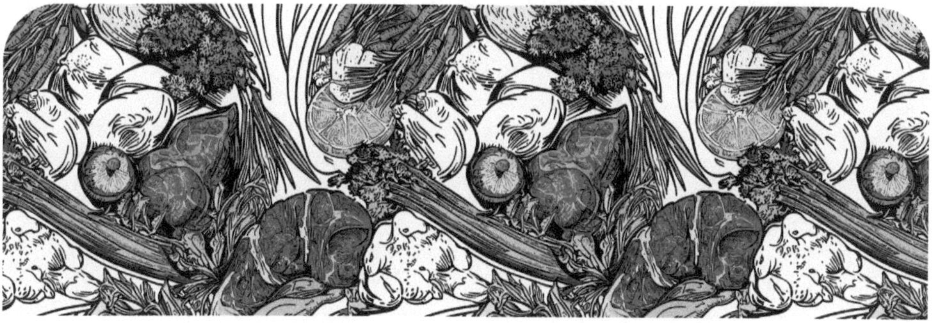

Rückblick - 1. Low Carb Diätvarianten

- Die ketogene Ernährung beschränkt Kohlenhydrate auf 20-50g täglich und führt zu einer Stoffwechselumstellung mit Ketonkörpern als Energiequelle.
- Studien zeigen Verbesserungen des metabolischen Syndroms bereits nach 4 Wochen, mit positiven Effekten auf Triglyceride und Cholesterinwerte.
- Die Makronährstoffverteilung beträgt typischerweise 55-60% Fett, 30-35% Protein und nur 5-10% Kohlenhydrate.
- Athleten können ihre Körpermasse reduzieren ohne Einbußen der Hebeleistung.
- Bei älteren Erwachsenen wurde eine Reduktion des viszeralen Fetts um bis zu 22,8% beobachtet.
- Die flexible Gestaltung der Kohlenhydratmenge ermöglicht individuelle Anpassungen zwischen 100-500g je nach Aktivitätslevel.
- Carb Cycling nutzt strategisch platzierte Hochphasen zur Auffüllung der Glykogenspeicher und Niedrigphasen zur Fettverbrennung.
- Training im glykogenarmen Zustand kann die Mitochondrienbiogenese und damit die Energieeffizienz steigern.
- Die Methode eignet sich besonders für Menschen mit Insulinresistenz durch verbesserte Stoffwechselanpassung.
- Hypothyreose-Patienten profitieren von der gezielten Steuerung der Kohlenhydratzufuhr zur Gewichtskontrolle.
- Während die theoretischen Grundlagen nun klar sind, stellt sich die spannende Frage nach der praktischen Integration dieser Ernährungsform in den Alltag.

2. Praktische Umsetzung

Die praktische Umsetzung einer Low-Carb Ernährung wirft häufig Fragen auf: Wie gestaltet man den Einkauf effizient? Welche Lebensmittel eignen sich für die Vorratshaltung? Und wie lässt sich die neue Ernährungsform in einen hektischen Alltag integrieren? Die Umstellung auf eine kohlenhydratreduzierte Ernährung erfordert zunächst eine gewisse Vorbereitung und Planung. Von der richtigen Lebensmittelauswahl über das Erstellen von Einkaufslisten bis hin zur geschickten Mahlzeitenvorbereitung – jeder Aspekt trägt zum Gelingen bei. Auch außer Haus möchten viele ihre Ernährungsziele nicht aus den Augen verlieren. Wie gelingt es, im Restaurant oder bei Geschäftsessen die richtige Wahl zu treffen? Eine gut organisierte Küche mit der passenden Grundausstattung erleichtert die tägliche Umsetzung erheblich. Dabei spielt nicht nur die Auswahl der richtigen Werkzeuge eine Rolle, sondern auch durchdachte Systeme zur Aufbewahrung und Vorbereitung von Mahlzeiten. Die folgenden Seiten bieten konkrete Anleitungen und praxiserprobte Strategien, wie Sie Ihre Low-Carb Ernährung erfolgreich in Ihren persönlichen Alltag integrieren können. Mit dem richtigen Handwerkszeug wird aus der anfänglichen Herausforderung schon bald eine selbstverständliche Routine.

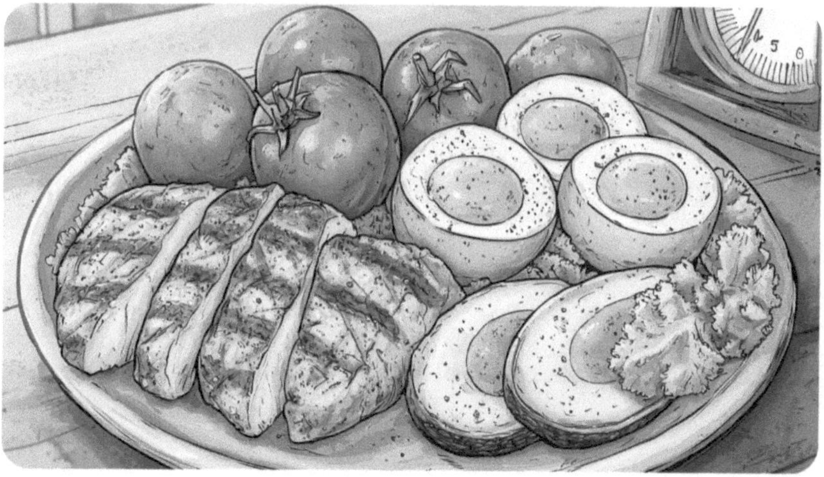

2. 1. Einkauf und Vorratshaltung

Die Umstellung auf eine Low Carb Ernährung beginnt bereits beim Einkauf und der richtigen Vorratshaltung. Doch wie plant man seine Einkäufe am besten? Welche Lebensmittel eignen sich besonders gut für die Bevorratung und wie liest man Etiketten richtig, um versteckte Kohlenhydrate zu erkennen? Eine durchdachte Einkaufsstrategie ist der Grundstein für den langfristigen Erfolg der Ernährungsumstellung. Sie hilft nicht nur dabei, die richtigen Lebensmittel auszuwählen, sondern auch Geld zu sparen und Lebensmittelverschwendung zu vermeiden. Gleichzeitig stellt eine gut organisierte Vorratshaltung sicher, dass gesunde Low Carb Alternativen jederzeit griffbereit sind. Die folgenden Abschnitte zeigen Ihnen Schritt für Schritt, wie Sie Ihren Einkauf und Ihre Vorratshaltung optimal auf die Low Carb Ernährung abstimmen können. Mit diesem Wissen werden Sie zukünftig selbstbewusst durch die Supermarktregale navigieren und die richtigen Entscheidungen für Ihre Gesundheitsziele treffen.

„Eine gut durchdachte Einkaufsliste nach Kategorien wie Proteinquellen, Gemüse, Milchprodukte und Fette/ Öle spart Zeit beim Einkaufen und hilft, nichts zu vergessen."

2. 1. 1. Low Carb Lebensmittelauswahl

Bei der Low Carb Lebensmittelauswahl steht die bewusste Selektion kohlenhydratarmer Nahrungsmittel im Vordergrund. Eine durchdachte Einkaufsstrategie hilft dabei, die richtigen Entscheidungen zu treffen und die Ernährungsumstellung nachhaltig umzusetzen [s51].

Proteinreiche Lebensmittel bilden das Fundament der Low Carb Ernährung. Besonders Fisch verdient dabei besondere Aufmerksamkeit - vor allem fette Fischsorten wie Lachs, Makrele oder Hering sind dank ihres hohen Omega-3-Gehalts und null Gramm Kohlenhydrate ideale Kandidaten [s52]. Ein praktischer Tipp ist es, beim Fischhändler nach Tagesangeboten zu fragen und diese portionsweise einzufrieren. Auch Fleisch und Geflügel sind wichtige Proteinlieferanten, wobei man bei verarbeiteten Fleischwaren zurückhaltend sein sollte [s53]. Gemüse spielt eine zentrale Rolle, allerdings mit Fokus auf nicht-stärkehaltige Sorten. Brokkoli, Blumenkohl, Zucchini oder Spinat sind hervorragende Optionen. Ein cleverer Ansatz ist es, diese Gemüsesorten gleich nach dem Einkauf zu waschen, zu portionieren und verzehrfertig im Kühlschrank zu lagern - das erleichtert die schnelle Zubereitung im Alltag [s53]. Milchprodukte in ihrer Vollfett-Variante sind ebenfalls wichtige Bausteine. Naturjoghurt, verschiedene Käsesorten und Hüttenkäse liefern wichtiges Protein und Kalzium bei minimalen Kohlenhydraten [s53]. Beim Einkauf sollte man besonders auf versteckte Zucker in Fruchtjoghurts achten und stattdessen lieber naturbelassene Produkte wählen, die man selbst mit erlaubten Beeren verfeinern kann. Gesunde Fette sind unverzichtbar. Avocados beispielsweise enthalten pro 100g nur 1,9g Kohlenhydrate bei wertvollen 19,7g Fett [s52]. Auch Kokosöl mit seinen mittelkettigen Triglyceriden (MCTs) und Olivenöl mit seinen herzgesunden einfach ungesättigten Fettsäuren sind wichtige Grundnahrungsmittel [s52]. Ein praktischer Ratschlag ist es, diese Öle in hochwertigen, lichtgeschützten Behältern zu lagern und verschiedene Sorten für unterschiedliche Zubereitungsarten bereitzuhalten.

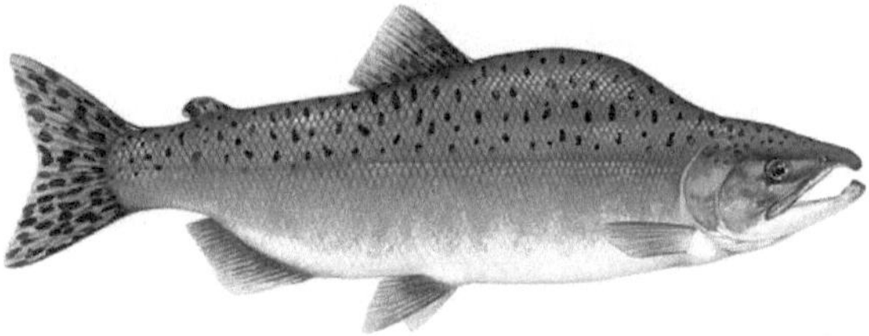

Lachs [i10]

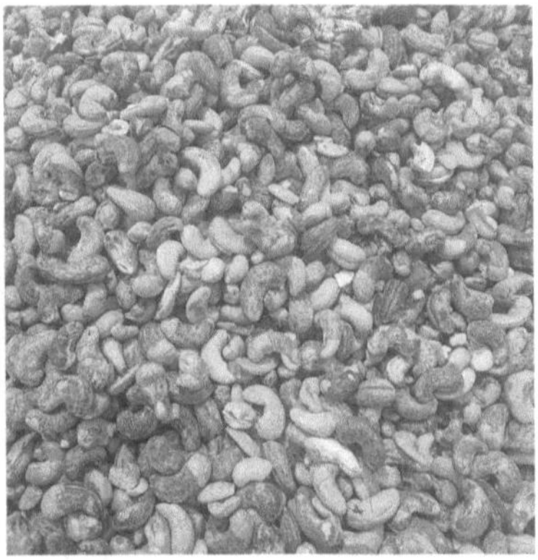

Nüsse [i11]

Nüsse und Samen verdienen besondere Beachtung als praktische Snack-Option. Sie sind reich an gesunden Fetten, Proteinen und Ballaststoffen bei moderatem Kohlenhydratgehalt [s51]. Es empfiehlt sich, verschiedene Sorten vorrätig zu haben und in verschließbaren Behältern aufzubewahren. Portionsweise abgepackt sind sie perfekte Begleiter für unterwegs. Für süße Momente eignen sich Beeren besonders gut, da sie im Vergleich zu anderem Obst weniger Kohlenhydrate enthalten und reich an antioxidantien sind [s53]. Sie lassen sich hervorragend einfrieren und bei Bedarf portionsweise auftauen. Bei Getränken gilt: Wasser ist die erste Wahl, gefolgt von ungesüßten Kräutertees und schwarzem Kaffee [s51]. Ein praktischer Tipp ist es, Wasser mit Zitronenscheiben, Gurkenstücken oder Minzblättern geschmacklich aufzuwerten. Für ambitionierte Hobbybäcker sind Alternativen zu herkömmlichem Mehl wichtig. Nussmehl und Kokosmehl sind hier die Basis, während natürliche Süßungsalternativen wie Stevia oder Erythrit den Zucker ersetzen [s51]. Diese Spezialzutaten sollten luftdicht verschlossen und kühl gelagert werden. Beim Einkauf ist es essentiell, Nährwertangaben genau zu studieren [s51]. Ein praktischer Ansatz ist es, sich eine persönliche Einkaufsliste mit bewährten Produkten anzulegen und diese stetig zu erweitern. Dabei sollte man auch saisonale Angebote berücksichtigen und entsprechend Vorräte anlegen. Für unterwegs eignen sich hartgekochte Eier,

Käsewürfel, Nüsse oder zuckerfreies Trockenfleisch als praktische Snacks [s51]. Diese sollten immer griffbereit sein, um Heißhungerattacken vorzubeugen.

2. 1. 2. Einkaufsliste erstellen

Eine gut durchdachte Einkaufsliste ist der Schlüssel zum erfolgreichen Low-Carb-Einkauf. Die systematische Planung beginnt idealerweise mit der Erstellung eines Wochenmenüplans [s54]. Notieren Sie zunächst alle geplanten Hauptmahlzeiten und Snacks für die kommende Woche. Dies ermöglicht nicht nur eine bessere Kontrolle über die Kohlenhydratzufuhr, sondern auch effizienteres Einkaufen und die Möglichkeit, von Großpackungen zu profitieren. Strukturieren Sie Ihre Einkaufsliste nach Kategorien, um im Supermarkt Zeit zu sparen und nichts zu vergessen. Eine bewährte Methode ist die Unterteilung in: Proteinquellen, Gemüse, Milchprodukte, Fette/Öle, Gewürze/Kräuter und Sonstiges. Moderne Einkaufs-Apps können dabei sehr hilfreich sein, da sie oft auch Nährwertangaben direkt zur Verfügung stellen [s55]. Bei der Zusammenstellung der Liste achten Sie besonders auf die Nährstoffdichte der ausgewählten Lebensmittel [s56]. Wählen Sie beispielsweise verschiedenfarbiges Gemüse, um ein breites Spektrum an Vitaminen und Mineralstoffen abzudecken. Ein praktischer Tipp ist es, die benötigten Mengen gleich mit auf die Liste zu schreiben, etwa "500g Brokkoli" oder "6 Avocados für die Woche". Für Anfänger empfiehlt sich der Fokus auf einfache Rezepte mit maximal 5 Zutaten [s57]. Dies vereinfacht nicht nur den Einkauf, sondern auch die spätere Zubereitung. Ein Beispiel wäre ein schnelles Abendessen aus Hähnchenbrust, Brokkoli und Fetakäse, wofür Sie nur diese drei Hauptzutaten plus Gewürze benötigen.

Denken Sie bei der Listengestaltung auch an die notwendigen Werkzeuge zur Essenszubereitung [s54]. Qualitativ hochwertige Aufbewahrungsbehälter, scharfe Messer und geeignete Kochutensilien sind essentiell für die erfolgreiche Umsetzung Ihrer Low-Carb-Ernährung. Notieren Sie sich auch diese Bedarfe auf einer separaten Liste. Berücksichtigen Sie bei der Planung auch kleine Genussmomente. Dunkle Schokolade mit hohem Kakaoanteil oder reines Kakaopulver können in Maßen in den Ernährungsplan integriert werden [s58]. Notieren Sie sich die

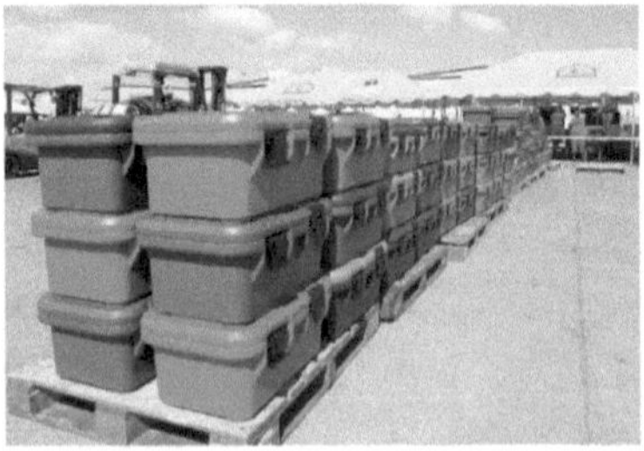

Aufbewahrungsbehälter [i12]

genauen Produktspezifikationen, um im Geschäft die Varianten mit dem geringsten Kohlenhydratanteil zu finden. Die wöchentliche Mahlzeitenvorbereitung ("meal_prep") ist ein wichtiger Aspekt der Planung [s57]. Berücksichtigen Sie dies bei der Mengenkalkulation auf Ihrer Einkaufsliste. Wenn Sie beispielsweise mehrere Portionen einer Mahlzeit vorkochen möchten, passen Sie die Mengen entsprechend an. Ein weiterer praktischer Tipp ist das Anlegen einer "Master-Einkaufsliste" mit allen regelmäßig benötigten Low-Carb-Grundzutaten. Diese können Sie dann wöchentlich durch spezielle Zutaten für bestimmte Rezepte ergänzen. Speichern Sie diese Liste digital oder heften Sie sie an Ihren Kühlschrank. Vergessen Sie nicht, Gewürze und Kräuter auf Ihre Liste zu setzen [s54]. Diese sind essentiell, um Ihre Low-Carb-Gerichte schmackhaft zu gestalten. Ein gut sortiertes Gewürzregal mit frischen und getrockneten Kräutern, verschiedenen Gewürzmischungen und Würzpasten ermöglicht abwechslungsreiche Mahlzeiten ohne zusätzliche Kohlenhydrate. Die Verwendung von digitalen Hilfsmitteln wie Meal-Planning-Apps kann die Erstellung der Einkaufsliste erheblich erleichtern [s55]. Viele Apps bieten die Möglichkeit, Rezepte zu speichern, Nährwerte zu tracken und automatisch Einkaufslisten zu generieren. Dies spart Zeit und hilft, den Überblick über die Kohlenhydratbilanz zu behalten.

2. 1. 3. Etiketten richtig lesen

Das Lesen von Nährwertetiketten ist eine wichtige Fähigkeit für eine erfolgreiche Low-Carb-Ernährung. Die Nährwertkennzeichnung findet sich typischerweise auf der Rück- oder Seitenfläche der Verpackung und enthält verpflichtend Angaben zu Energie (kJ und kcal), Fett, gesättigten Fettsäuren, Kohlenhydraten, Zucker, Eiweiß und Salz [s59]. Diese Informationen werden standardmäßig pro 100g oder 100ml angegeben, oft zusätzlich auch pro Portion. Bei der Low-Carb-Ernährung ist besonders auf den Gesamtkohlenhydratgehalt und den Zuckeranteil zu achten. Ein wichtiger Aspekt ist der neu eingeführte separate Ausweis von zugesetztem Zucker [s60]. Als Faustregel gilt: Ein Anteil von 5% oder weniger der Tageszufuhr (DV) an zugesetztem Zucker pro Portion ist niedrig, während 20% oder mehr als hoch einzustufen sind. Bei einer 2.000-Kalorien-Diät entspricht dies einer empfohlenen Obergrenze von 50g zugesetztem Zucker pro Tag [s60]. Ein praktischer Tipp ist es, beim Einkauf zunächst die Gesamtkohlenhydrate zu prüfen und dann den Zuckergehalt genauer unter die Lupe zu nehmen. Der Gesamtzuckergehalt sollte bei Lebensmitteln unter 10g pro Portion und bei Getränken unter 5g pro Portion liegen [s61]. Ein weiterer hilfreicher Indikator ist das Verhältnis von Protein zu Zucker - der Proteingehalt sollte stets höher sein als der Gesamtzuckergehalt [s61]. Besondere Vorsicht ist bei Marketingaussagen wie "Low Carb" oder "kohlenhydratreduziert" geboten [s62]. Ein Blick auf die Zutatenliste ist unerlässlich, da sich hier versteckte Kohlenhydrate in Form von Reis- oder Tapiokastärke verbergen können. Ein anschauliches Beispiel: Eine als Low-Carb beworbene Pizza mit Blumenkohlboden kann bereits mit einem Drittel der Portion die gesamte Tagesration an Kohlenhydraten für eine ketogene Diät ausschöpfen [s62]. Die Länge der Zutatenliste gibt oft Aufschluss über den Verarbeitungsgrad eines Produkts. Je kürzer die Liste, desto weniger verarbeitet ist das Lebensmittel in der Regel [s63]. Dies ist besonders relevant für Low-Carb-Produkte, da hochverarbeitete Lebensmittel oft versteckte Kohlenhydrate enthalten. Bei fettreduzierten Produkten ist besondere Aufmerksamkeit geboten. Während sie weniger als 3g Fett pro Portion enthalten sollten [s64], wird der reduzierte Fettgehalt häufig durch zusätzliche Kohlenhydrate kompensiert. Dies macht sie für eine Low-Carb-Ernährung meist ungeeignet. Ein weiterer wichtiger Aspekt ist der Gehalt an Transfetten, der möglichst bei 0g liegen sollte [s61]. Diese künstlichen Fette erhöhen das Risiko für Diabetes, Herzkrankheiten und Schlaganfälle und sollten daher generell vermieden werden. Ein praktischer Ansatz beim Einkauf ist es, sich zunächst Zeit zu nehmen, um die Etiketten verschiedener Produkte einer Kategorie zu vergleichen. Erstellen Sie sich eine Liste mit geeigneten Produkten, die Sie regelmäßig kaufen können. Nutzen Sie auch Smartphone-Apps, die das Scannen von Barcodes ermöglichen und schnell die relevanten Nährwertinformationen anzeigen. Gewöhnen Sie sich an, nicht nur auf den Kohlenhydratgehalt zu achten, sondern auch die Portionsgrößen zu berücksichtigen. Ein scheinbar kohlenhydratarmes Produkt kann durch eine unrealistisch kleine Portionsgröße irreführend erscheinen. Rechnen Sie die Werte gegebenenfalls auf Ihre tatsächliche Verzehrmenge um.

Glossar

Tapiokastärke

Ein Stärkemehl aus der Maniokwurzel, das als Verdickungsmittel und Bindemittel in verarbeiteten Lebensmitteln verwendet wird. Es ist glutenfrei, aber kohlenhydratreich.

Transfett

Künstlich gehärtete Öle, die durch industrielle Verarbeitung entstehen und hauptsächlich in Fertigprodukten, Backwaren und Frittiertem vorkommen. Sie gelten als besonders gesundheitsschädlich.

Zusammenfassung - 2. 1. Einkauf und Vorratshaltung

- Fette Fischsorten wie Lachs und Makrele enthalten null Gramm Kohlenhydrate und sind reich an Omega-3
- Avocados enthalten pro 100g nur 1,9g Kohlenhydrate bei wertvollen 19,7g Fett
- Kokosöl enthält mittelkettige Triglyceride (MCTs), die besonders wertvoll für die Low-Carb Ernährung sind
- Beeren haben im Vergleich zu anderem Obst deutlich weniger Kohlenhydrate bei hohem Antioxidantien-Gehalt
- Nussmehl und Kokosmehl sind die wichtigsten Alternativen zu herkömmlichem Mehl beim Low-Carb Backen
- Eine systematische Wochenplanung ermöglicht die Nutzung von Großpackungen und effizienteres Einkaufen
- Einfache Rezepte mit maximal 5 Zutaten vereinfachen den Einstieg in Low-Carb erheblich
- Der Proteingehalt sollte bei Low-Carb Produkten stets höher sein als der Gesamtzuckergehalt
- Fettreduzierte Produkte enthalten oft versteckte Kohlenhydrate als Ersatz für das reduzierte Fett
- Als "Low Carb" beworbene Fertigprodukte können bereits mit einem Drittel der Portion die Tagesration an Kohlenhydraten ausschöpfen

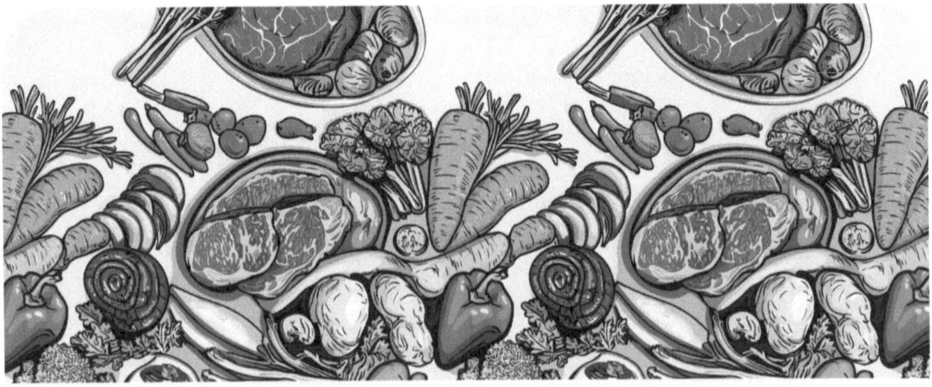

2. 2. Mahlzeitenplanung

Die erfolgreiche Umsetzung einer Low-Carb Ernährung wirft häufig praktische Fragen auf: Wie plant man seine Mahlzeiten effizient? Wie behält man den Überblick über Kohlenhydrate, wenn man unterwegs ist? Und wie lässt sich eine kohlenhydratarme Ernährung in einen vollen Arbeitsalltag integrieren? Die Mahlzeitenplanung bildet das Fundament für eine nachhaltige Ernährungsumstellung. Sie umfasst nicht nur die Zusammenstellung ausgewogener Gerichte, sondern auch die präzise Berechnung der Kohlenhydrate sowie praktische Lösungen für Situationen außerhalb der eigenen Küche. Wissenschaftliche Studien zeigen, dass eine strukturierte Herangehensweise die Erfolgsaussichten einer Ernährungsumstellung deutlich erhöht. Die folgenden Abschnitte bieten konkrete Strategien und Werkzeuge, mit denen Sie Ihre persönliche Low-Carb Ernährung effektiv gestalten können - von der Erstellung eines Wochenplans bis hin zu praktischen Lösungen für das Essen unterwegs.

„Ein gut strukturierter Low-Carb Wochenplan sollte pro Hauptmahlzeit nicht mehr als 15 Gramm Netto-Kohlenhydrate und pro Snack maximal 5 Gramm enthalten."

2. 2. 1. Low Carb Wochenplan

Ein gut strukturierter Low-Carb Wochenplan ist der Schlüssel zum Erfolg bei der Umstellung auf eine kohlenhydratreduzierte Ernährung. Die wissenschaftlich fundierte Herangehensweise sieht eine Begrenzung der Kohlenhydrate auf maximal 120 Gramm pro Tag vor, während gleichzeitig auf eine ausreichende Ballaststoffzufuhr von mindestens 30 Gramm geachtet wird [s65]. Dies lässt sich durch geschickte Mahlzeitenplanung erreichen, die sowohl praktisch als auch schmackhaft ist. Für einen optimalen Start empfiehlt sich die Vorbereitung eines detaillierten Wochenplans, der alle Mahlzeiten und Snacks umfasst. Dabei sollte jede Hauptmahlzeit nicht mehr als 15 Gramm Netto-Kohlenhydrate und jeder Snack maximal 5 Gramm enthalten [s66]. Ein praktischer Ansatz ist es, die Mahlzeiten am Wochenende vorzubereiten. Beispielsweise können Gemüse gewaschen und vorgeschnitten, Proteinquellen portioniert und Dressings vorbereitet werden. Die Proteinversorgung spielt eine zentrale Rolle, wobei täglich mindestens 60 Gramm aufgenommen werden sollten [s66]. Dies lässt sich durch den Einbau hochwertiger Proteinquellen in jede Hauptmahlzeit erreichen. Konkret könnte ein Tagesplan so aussehen: Zum Frühstück ein Omelett mit Spinat und Feta, zum Mittagessen eine Hähnchenbrust mit Gemüse und zum Abendessen Lachs mit Zucchini-Nudeln. Besonders wichtig ist die Integration von nicht-stärkehaltigem Gemüse, wobei fünf Portionen täglich empfohlen werden [s66]. Eine Portion entspricht dabei einer halben Tasse gekochtem oder einer ganzen Tasse rohem Gemüse. Praktische Umsetzungsbeispiele sind Brokkoli, Blumenkohl, Spinat und verschiedene Salate. Diese können clever in Gerichte wie gefüllte Paprika oder Zucchini-Lasagne integriert werden [s67]. Bei der Gestaltung des Wochenplans sollte auch die Obstauswahl bedacht werden. Die Empfehlung liegt bei maximal einer Tasse Beeren pro Tag [s66], da diese vergleichsweise wenig Kohlenhydrate enthalten. Himbeeren, Brombeeren oder Erdbeeren eignen sich hervorragend als Snack oder Dessert-Alternative.

Für die praktische Umsetzung empfiehlt sich ein System der Mahlzeitenvorbereitung. Moderne Rezeptideen wie Hähnchen-Satay-Schalen oder Garnelen mit Zoodles [s67] lassen sich gut vorbereiten und eignen sich auch für das Mittagessen im Büro. Um die Motivation hochzuhalten, ist es wichtig, Abwechslung in den Plan zu bringen. Dies kann durch verschiedene Gewürze und Zubereitungsarten erreicht werden.

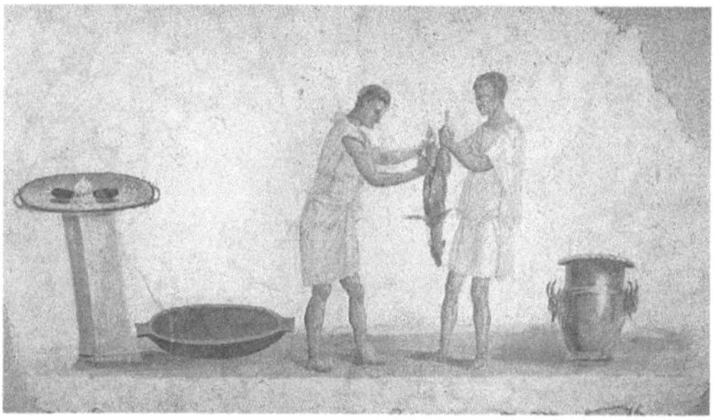

Mahlzeitenvorbereitung [i13]

Gesunde Fette sollten ebenfalls bewusst in den Plan integriert werden [s66]. Olivenöl, Avocados und Nüsse sind hier excellent Optionen, die sowohl die Sättigung fördern als auch zur Herzgesundheit beitragen. Ein praktischer Tipp ist es, hochwertige Öle für Dressings und zum Kochen zu verwenden und Nüsse als Snack-Option einzuplanen. Die Planung sollte auch Notfalloptionen für stressige Tage beinhalten. Vorgekochte Portionen, die eingefroren werden können, oder schnell zubereitete Alternativen wie ein Thunfisch-Salat sind hier sinnvoll. Wichtig ist auch, ausreichend Wasser über den Tag verteilt zu trinken, da eine kohlenhydratreduzierte Ernährung einen erhöhten Flüssigkeitsbedarf mit sich bringen kann. Ein weiterer wichtiger Aspekt ist die realistische Einschätzung der eigenen Kochfähigkeiten und des verfügbaren Zeitbudgets. Der Plan sollte so gestaltet sein, dass er in den persönlichen Alltag passt. Einfache Rezepte für geschäftige Wochentage und aufwändigere Gerichte für das Wochenende können hier eine gute Balance schaffen [s67].

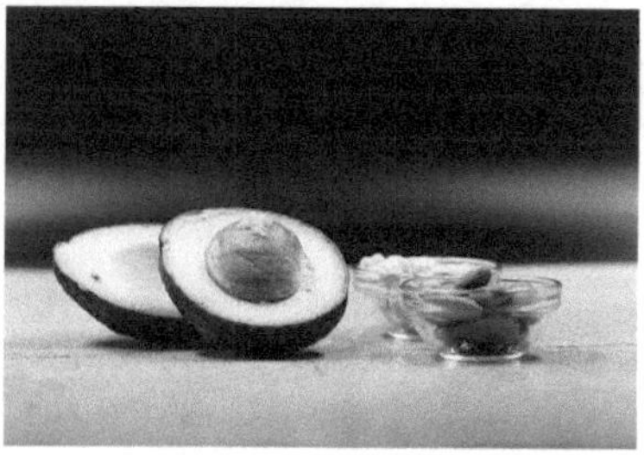

Gesunde Fette [i14]

Glossar

Netto-Kohlenhydrate

Gesamtmenge der Kohlenhydrate abzüglich der Ballaststoffe und Zuckeralkohole. Diese Zahl ist besonders relevant für Low Carb Ernährung, da sie die tatsächlich verwertbaren Kohlenhydrate angibt.

Satay

Ursprünglich indonesisches Gericht aus mariniertem, gegrilltem Fleisch mit einer würzigen Erdnusssoße. Wird traditionell als Spieß serviert.

Zoodles

Aus Zucchini hergestellte Nudelalternative, die mit einem Spiralschneider zubereitet wird. Der Name setzt sich aus 'Zucchini' und 'Noodles' zusammen.

2. 2. 2. Kohlenhydrate berechnen

Das präzise Berechnen der Kohlenhydrate ist ein fundamentaler Baustein für den Erfolg einer Low-Carb Ernährung. Bei der Berechnung unterscheidet man zunächst zwischen verschiedenen Arten von Kohlenhydraten, wobei nicht alle gleich behandelt werden sollten [s68]. Für eine effektive Gewichtsreduktion ist es essentiell, die tägliche Gesamtmenge der aufgenommenen Kohlenhydrate im Blick zu behalten [s69].

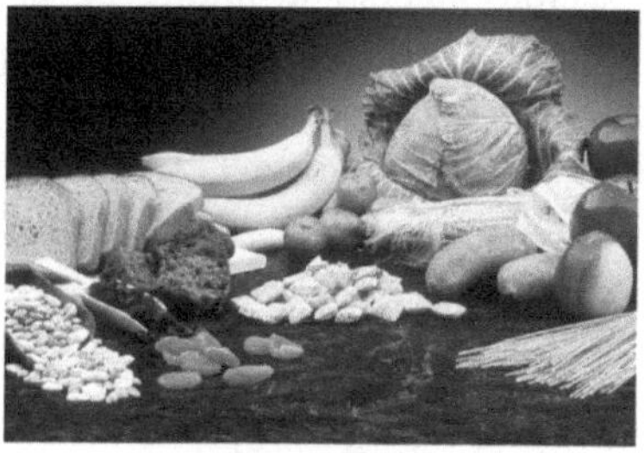

Ballaststoffe [i15]

Für die praktische Umsetzung empfiehlt sich ein systematischer Ansatz zur Kohlenhydratberechnung. Beginnen Sie damit, die Gesamtkohlenhydrate eines Lebensmittels zu ermitteln, die üblicherweise auf der Nährwerttabelle angegeben sind. Ein praktisches Beispiel: Eine Portion gekochter quinoa (100g) enthält etwa 20g Kohlenhydrate. Von diesen müssen Sie die Ballaststoffe abziehen, um die Netto-Kohlenhydrate zu erhalten, die für Ihren Stoffwechsel relevant sind. Besonders wichtig ist die Unterscheidung zwischen einfachen und komplexen Kohlenhydraten [s68]. Während Sie beispielsweise bei Vollkornprodukten großzügiger kalkulieren können, sollten raffinierte Zucker streng limitiert werden. Ein praktischer Ansatz ist es, sich eine Liste mit präferierten Kohlenhydratquellen anzulegen und diese nach ihrer Netto-Kohlenhydratmenge zu sortieren. Für Menschen, die eine ketogene Ernährungsform anstreben, ist die Berechnung besonders präzise durchzuführen, da hier die tägliche Kohlenhydrataufnahme auf 20-50 Gramm begrenzt werden muss, um eine ketose zu erreichen [s70]. Dies erfordert eine minutiöse Planung und genaue Berechnung jeder Mahlzeit. Ein praktisches Beispiel: Ein Mittagessen bestehend aus einem großen Blattsalat (2g Netto-Kohlenhydrate), einer Handvoll Kirschtomaten (3g) und Olivenöl (0g) würde nur 5g zur täglichen Kohlenhydratbilanz beitragen. Für Diabetiker ist die Kohlenhydratberechnung von besonderer Bedeutung für die Insulindosierung [s71]. Hier gilt die Faustregel, die Gesamtmenge der Kohlenhydrate durch das persönliche Insulin-Kohlenhydrat-Verhältnis zu teilen. Wenn Sie beispielsweise eine Mahlzeit mit 45g Kohlenhydraten planen und Ihr

Verhältnis bei 1:15 liegt (1 Einheit Insulin für 15g Kohlenhydrate), benötigen Sie 3 Einheiten Insulin. Ein effektiver Ansatz zur Kohlenhydratberechnung ist die Verwendung eines Ernährungstagebuchs, in dem Sie nicht nur die Gesamtmenge, sondern auch die Qualität der Kohlenhydrate dokumentieren. Notieren Sie sich beispielsweise bei jeder Mahlzeit die nettokohlenhydrate und unterscheiden Sie zwischen komplexen Kohlenhydraten aus Vollkornprodukten und einfachen Zuckern. Für die langfristige Umsetzung empfiehlt sich die Erstellung einer persönlichen Datenbank mit häufig konsumierten Lebensmitteln und deren Kohlenhydratgehalt. Dies vereinfacht die tägliche Berechnung erheblich. Beispielsweise können Sie sich eine Liste mit Standardportionen erstellen: Eine mittelgroße Banane (27g), eine Tasse gekochter Brokkoli (6g), oder eine Scheibe Vollkornbrot (15g). Die Berechnung sollte auch die Verteilung der Kohlenhydrate über den Tag berücksichtigen. Eine ausgewogene Verteilung hilft, Blutzuckerspitzen zu vermeiden und unterstützt eine gleichmäßige Energieversorgung. Ein praktisches Beispiel wäre die Aufteilung von 120g Tageskohlenhydraten in drei Hauptmahlzeiten zu je 30g und zwei Snacks zu je 15g. Moderne Technologie kann die Kohlenhydratberechnung erheblich erleichtern. Nutzen Sie Apps zur Nährwertberechnung, die bereits umfangreiche Datenbanken enthalten und automatisch Netto-Kohlenhydrate berechnen. Dies spart Zeit und reduziert Fehler bei der manuellen Berechnung.

2. 2. 3. Außer-Haus-Verpflegung

Die Außer-Haus-Verpflegung stellt bei einer Low-Carb Ernährung eine besondere Herausforderung dar, lässt sich aber mit der richtigen Strategie gut meistern. Restaurants und Lieferdienste bieten heute vielfältige Möglichkeiten, auch unterwegs kohlenhydratarm zu essen [s72]. Der Schlüssel liegt in der vorausschauenden Planung und der Kenntnis über geeignete Optionen. In Restaurants empfiehlt es sich, beim Service nachzufragen, ob Saucen separat serviert werden können. Dies ermöglicht eine bessere Kontrolle über versteckte Kohlenhydrate, die oft in Saucen und Dressings enthalten sind [s72]. Ein praktischer Ansatz ist es, sich vor dem Restaurantbesuch die Speisekarte online anzusehen und geeignete Gerichte zu identifizieren. Wählen Sie beispielsweise gegrilltes Fleisch oder Fisch mit Gemüsebeilagen und lassen Sie kohlenhydratreiche Komponenten wie Kartoffeln, Reis oder Nudeln weg. Besonders interessant ist der Trend zu individualisierbaren Gerichten, wie er sich beispielsweise in Sushi-Restaurants zeigt. Hier können Sie eigene Kreationen zusammenstellen und dabei gezielt auf kohlenhydratarme Zutaten setzen [s73]. Eine praktische Strategie ist es, Handrollen mit extra Gemüse und magerem Protein zu bestellen und dabei auf schwere Saucen zu verzichten. Die Vorab-Recherche der Nährwertinformationen des Restaurants hilft dabei, fundierte Entscheidungen zu treffen. Eine moderne Lösung für die Außer-Haus-Verpflegung bieten Essensabonnements, die sich speziell auf Low-Carb Ernährung spezialisiert haben [s74]. Diese Dienste liefern fertig zubereitete Mahlzeiten, die exakt auf die gewünschten Makronährstoffe abgestimmt sind. Besonders für Menschen mit einem vollen Terminkalender bietet dies eine praktische Möglichkeit, sich auch im Büro oder unterwegs kohlenhydratarm zu ernähren. Die Verwendung biologischer Zutaten und die individuelle Anpassungsmöglichkeit an persönliche Ernährungsziele sind dabei wichtige Qualitätsmerkmale. Ein weiterer praktischer Aspekt ist die Nutzung von Nährwert-Tracking-Apps für die Außer-Haus-Verpflegung. Diese ermöglichen es, Restaurantmahlzeiten vorab zu planen und in die Tagesbilanz einzurechnen [s73]. Ein bewährter Tipp ist es, sich eine persönliche Datenbank mit bewährten Restaurantgerichten und deren Nährwerten anzulegen. So können Sie auch spontane Restaurantbesuche entspannt angehen. Die Preisgestaltung von Essensabonnements variiert je nach Anbieter und Umfang der gelieferten Mahlzeiten [s74]. Es lohnt sich, verschiedene Anbieter zu vergleichen und möglicherweise mit einem kleineren Paket zu beginnen. Die Investition kann sich durch die eingesparte Zeit bei der Essenszubereitung und die bessere Kontrolle über die Nährwerte schnell rechnen. Für regelmäßige Geschäftsessen oder Meetings empfiehlt es sich, proaktiv mit Kollegen und Gastgebern zu kommunizieren. Viele Restaurants sind heute bereit, auf spezielle Ernährungswünsche einzugehen und Gerichte entsprechend anzupassen. Ein praktischer Tipp ist es, sich im Vorfeld nach geeigneten Restaurants in der Nähe des Arbeitsplatzes umzusehen und dort Standardoptionen zu identifizieren, die zur Low-Carb Ernährung passen. Die Kombination aus vorausschauender Planung, modernen Dienstleistungen und der Nutzung digitaler Hilfsmittel macht es heute einfacher denn je, auch außer Haus eine kohlenhydratarme Ernährung konsequent umzusetzen. Der Schlüssel zum Erfolg liegt in der bewussten Auseinandersetzung mit den verfügbaren Optionen und der Entwicklung persönlicher Strategien für verschiedene Essenssituationen.

Glossar

Essensabonnement
Ein regelmäßiger Lieferservice für fertige Mahlzeiten, bei dem man sich für einen bestimmten Zeitraum festlegt und meist einen Preisvorteil gegenüber Einzelbestellungen erhält

Nährwert-Tracking-App
Mobile Anwendungen zur digitalen Erfassung und Auswertung von Ernährungsdaten, die oft auch Barcode-Scanner und große Lebensmitteldatenbanken enthalten

Zusammenfassung - 2. 2. Mahlzeitenplanung

- Ein Low-Carb Wochenplan begrenzt Kohlenhydrate auf maximal 120g täglich bei mindestens 30g Ballaststoffen
- Hauptmahlzeiten sollten maximal 15g Netto-Kohlenhydrate und Snacks maximal 5g enthalten
- Die tägliche Proteinzufuhr sollte mindestens 60g betragen
- Fünf Portionen nicht-stärkehaltiges Gemüse werden täglich empfohlen, wobei eine Portion einer halben Tasse gekocht oder einer ganzen Tasse roh entspricht
- Die Obstaufnahme sollte auf maximal eine Tasse Beeren täglich begrenzt werden
- Für Ketose muss die Kohlenhydrataufnahme auf 20-50g täglich reduziert werden
- Das Insulin-Kohlenhydrat-Verhältnis bestimmt bei Diabetikern die Insulindosierung pro Kohlenhydrateinheit
- Eine mittelgroße Banane enthält 27g, eine Tasse gekochter Brokkoli 6g und eine Scheibe Vollkornbrot 15g Kohlenhydrate
- Moderne Essensabonnements bieten speziell auf Low-Carb abgestimmte Mahlzeiten mit exakten Makronährstoffen
- Sushi-Restaurants ermöglichen durch individualisierbare Gerichte eine gezielte Low-Carb Zusammenstellung

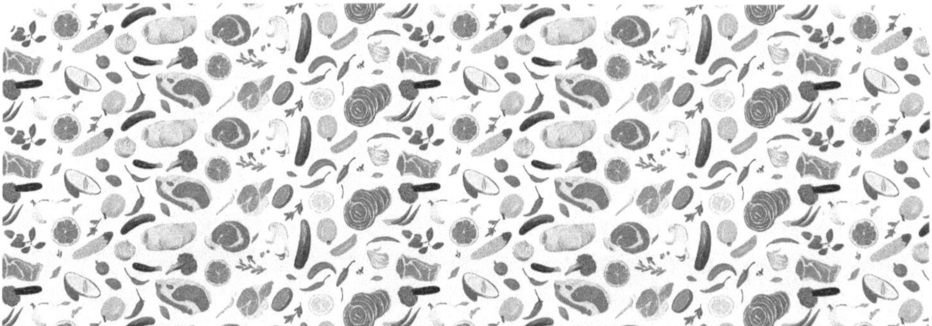

2. 3. Küchenorganisation

Eine gut organisierte Küche bildet das Fundament für eine erfolgreiche Low-Carb-Ernährung. Doch wie lässt sich der Übergang zu einer kohlenhydratarmen Ernährung praktisch umsetzen? Welche Grundausstattung ist wirklich notwendig und wie können Mahlzeiten effizient vorbereitet werden? Die richtige Aufbewahrung der Lebensmittel spielt dabei eine ebenso wichtige Rolle wie durchdachtes Meal Prep. Die systematische Organisation der Küche ermöglicht es nicht nur, Zeit und Energie zu sparen, sondern unterstützt auch dabei, neue Ernährungsgewohnheiten nachhaltig zu etablieren. Ein durchdachtes Küchensystem macht den Unterschied zwischen einer kurzfristigen Diät und einer langfristigen Ernährungsumstellung.

> *„Ein Schnellkochtopf reduziert die Garzeit für einen Rinderbraten von etwa 3 Stunden auf circa 45 Minuten.“*

2. 3. 1. Grundausstattung für Low Carb

Eine gut organisierte Low-Carb-Küche beginnt mit der richtigen Grundausstattung, die den Erfolg der Ernährungsumstellung maßgeblich unterstützt [s75]. Die Basis bildet ein durchdachtes System von Vorratsbehältern, die nicht nur die Haltbarkeit der Lebensmittel verlängern, sondern auch dabei helfen, Mahlzeiten im Voraus zu planen und zuzubereiten [s76]. Für die Aufbewahrung empfiehlt sich ein Set hochwertiger, luftdichter Behälter in verschiedenen Größen. Besonders praktisch sind stapelbare Modelle mit transparenten Deckeln, die einen schnellen Überblick über die Vorräte ermöglichen. Beschriften Sie diese am besten mit dem Inhalt und Datum, um die Übersicht zu behalten und Food Waste zu vermeiden [s76]. Ein Schnellkochtopf ist eine sinnvolle Investition für die Low-Carb-Küche. Er ermöglicht es, proteinreiche Gerichte wie Pulled Chicken oder Rinderschmorbraten in deutlich kürzerer Zeit zuzubereiten. Beispielsweise reduziert sich die Garzeit für einen Rinderbraten von etwa 3 Stunden auf circa 45 Minuten [s76]. Im Vorratsschrank sollten verschiedene hochwertige Öle nicht fehlen. Natives Olivenöl extra eignet sich hervorragend für kalte Speisen, während Kokosöl oder Ghee sich besser zum Braten eignen. Ergänzen Sie diese Grundausstattung mit einer Auswahl an Essigen wie Apfelessig oder Balsamico sowie hochwertigen Gewürzen und Kräutern, die Ihren Gerichten ohne zusätzliche Kohlenhydrate Geschmack verleihen [s76].

Für die Zubereitung von Low-Carb-Alternativen zu klassischen Gerichten sind einige spezielle Küchengeräte hilfreich. Ein Spiralschneider verwandelt Zucchini in "zoodles" als Pasta-Ersatz, während ein Küchenreibe Blumenkohl zu "Reis" verarbeiten kann. Ein leistungsstarker Standmixer eignet sich zur Herstellung von cremigen Suppen aus nicht-stärkehaltigem Gemüse [s76]. Die Vorratshaltung sollte sich auf proteinreiche Lebensmittel konzentrieren. Halten Sie verschiedene Fleischsorten, Fisch und Eier bereit. Hülsenfrüchte in Maßen, Nüsse und Samen sind ebenfalls wichtige

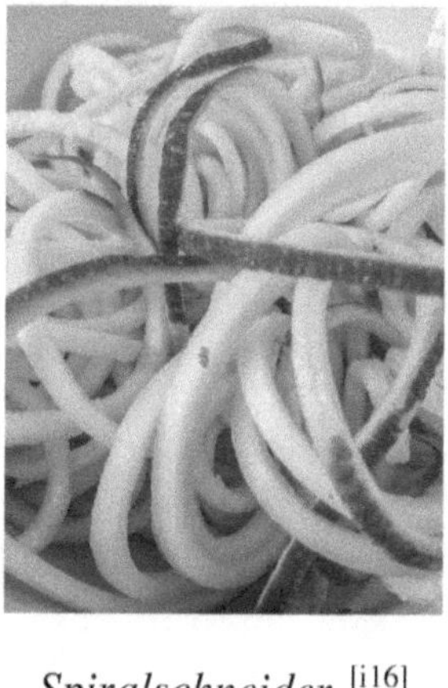

Spiralschneider [i16]

Grundzutaten. Bei Milchprodukten empfiehlt sich eine Auswahl an Naturjoghurt, Käse und Sahne [s75]. Ein wichtiger Schritt ist die initiale Küchendurchsicht. Entfernen Sie kohlenhydratreiche Produkte wie Nudeln, Reis, Chips und Süßigkeiten. Ersetzen Sie diese durch Low-Carb-Alternativen wie Konjak-Nudeln oder selbst gemachte Nuss-Cracker [s75]. Organisieren Sie Ihren Kühlschrank so, dass Low-Carb-freundliche Lebensmittel gut sichtbar sind. Bereiten Sie beispielsweise gewaschenes und geschnittenes Gemüse in durchsichtigen Behältern vor, um gesunde Snack-Optionen griffbereit zu haben. Für die Portionskontrolle sind eine digitale Küchenwaage und verschiedene Messbecher unerlässlich. Dies ist besonders zu Beginn der Ernährungsumstellung wichtig, um ein Gefühl für angemessene Portionsgrößen zu entwickeln [s75]. Die Grundausstattung sollte auch praktische Hilfsmittel wie Gefrierbeutel, Etiketten und einen Vorratsbehälter-Organizer umfassen. Diese helfen dabei, die Küche übersichtlich zu halten und Mahlzeiten effizient vorzubereiten. Planen Sie wöchentliche Kühlschrank-Inventuren ein, um Lebensmittelverschwendung zu vermeiden und stets einen Überblick über vorhandene Zutaten zu behalten [s76].

Denken Sie auch an die Aufbewahrung von Resten. Mehrere hitzebeständige Glascontainer in verschiedenen Größen ermöglichen es, Mahlzeiten vorzukochen und portionsweise einzufrieren. Dies ist besonders praktisch für beschäftigte Tage, an denen keine Zeit zum Kochen bleibt [s76].

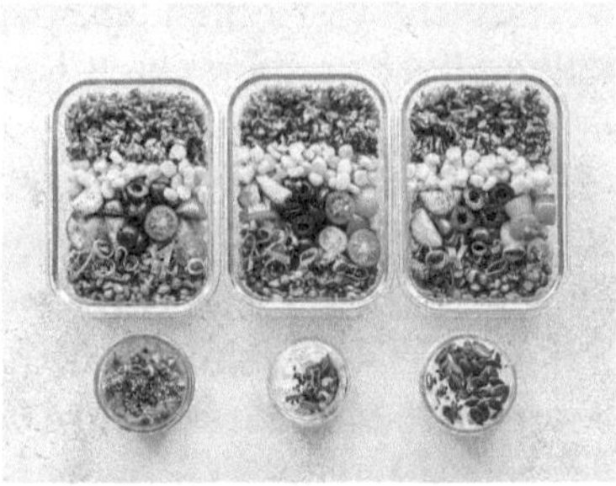

Glascontainer [i17]

2. 3. 2. Vorbereitung und Meal Prep

Eine effektive Vorbereitung und durchdachtes meal_prep sind entscheidende Erfolgsfaktoren für eine nachhaltige Low-Carb-Ernährung. Die systematische Planung und Vorbereitung von Mahlzeiten hilft nicht nur Zeit zu sparen, sondern auch Versuchungen zu widerstehen [s77]. Ein bewährter Ansatz ist die Blockzubereitung am Wochenende, bei der größere Mengen verschiedener Grundzutaten vorbereitet werden. Dabei können beispielsweise mehrere Portionen Hähnchenbrust oder Rindfleisch gleichzeitig gegart werden. Diese lassen sich portionsweise einfrieren und bei Bedarf schnell auftauen. Besonders praktisch ist das Würzen von gefrorenem Fleisch, das sich dann während des Auftauens mit den Aromen verbindet [s78]. Für eilige Morgenstunden empfiehlt sich die Vorbereitung von Frühstücksoptionen am Vorabend. Low-Carb-Varianten wie über Nacht eingeweichte Chiasamen mit Mandelmilch und Beeren oder vorportionierte Rühreiermischungen mit vorgeschnittenem Gemüse ermöglichen einen schnellen Start in den Tag [s78]. Hartgekochte Eier, im Voraus zubereitet und im Kühlschrank gelagert, sind perfekte Protein-Snacks für zwischendurch.

Ein zeitsparendes Konzept für das Mittagessen sind vorbereitete Gemüse-Wraps. Diese lassen sich in nur 10 Minuten zusammenstellen, wenn die Grundzutaten bereits gewaschen und geschnitten bereitliegen. Die Verwendung von fertigem Kräuterfrischkäse als Basis vereinfacht die Zubereitung zusätzlich [s79]. Praktisch ist es, verschiedene Gemüsesorten gleich nach dem Einkauf zu waschen, zu schneiden und in luftdichten Behältern zu lagern. Für die Arbeitswoche empfiehlt sich ein System aus gestaffelter Vorbereitung. Dabei werden am Sonntag die Grundzutaten für drei bis vier Tage vorbereitet und portioniert. Eine Zwischenzubereitung am Mittwochabend ergänzt dann die Vorräte für den Rest der Woche. Dies gewährleistet stets frische Mahlzeiten ohne täglichen Zubereitungsaufwand. Ein praktischer Ansatz ist das "Mix-and-Match"-Prinzip: Bereiten Sie verschiedene Proteinquellen (wie gegrilltes Hähnchen, gekochte Eier, Thunfisch), Gemüsesorten (gedämpfter Brokkoli,

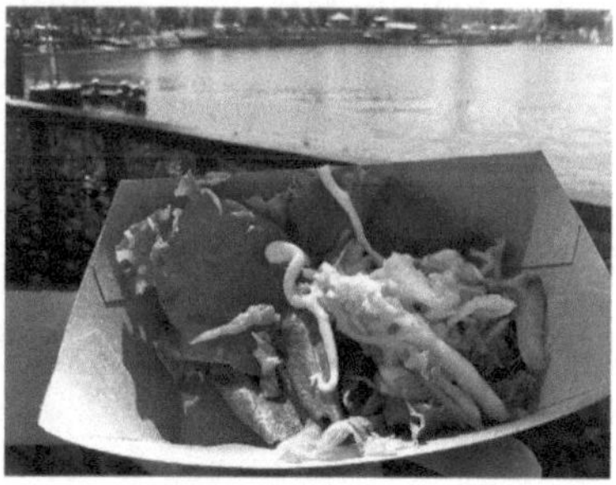

Gemüse-Wraps [i18]

Zucchini-Nudeln, Blattsalate) und gesunde Fette (Avocado, Olivenöl-Dressing, Nüsse) vor. Diese Komponenten lassen sich dann flexibel zu verschiedenen Mahlzeiten kombinieren. Für spontane Hunger-Situationen ist es ratsam, eine "Notfall-Box" mit Low-Carb-konformen Snacks vorzubereiten. Diese kann hartgekochte Eier, portionierte Nüsse, Gemüsesticks mit Dip oder Käsewürfel enthalten. Eine solche Box im Büro oder in der Handtasche hilft, unüberlegte Griffe zu kohlenhydratreichen Snacks zu vermeiden [s77]. Die Vorbereitung sollte auch die mentale Komponente berücksichtigen. Erstellen Sie einen Wochenplan für Mahlzeiten, der realistische Portionsgrößen und abwechslungsreiche Gerichte enthält. Dies reduziert Stress bei der täglichen Essensentscheidung und hilft, die Low-Carb-Ernährung langfristig durchzuhalten. Ein oft übersehener Aspekt ist die Vorbereitung von Gewürzmischungen. Stellen Sie verschiedene Low-Carb-konforme Gewürzmischungen her und bewahren Sie diese in beschrifteten Gläsern auf. Dies ermöglicht eine schnelle Aromatisierung von Gerichten ohne versteckte Kohlenhydrate durch fertige Würzmischungen. Die Integration von Meal Prep in den Alltag erfordert anfangs etwas Planung und Übung, zahlt sich aber durch erhebliche Zeitersparnis und bessere Ernährungskontrolle aus. Beginnen Sie mit kleinen Schritten und erweitern Sie Ihre Vorbereitungsroutine nach und nach, bis Sie ein für Sie optimales System entwickelt haben.

2. 3. 3. Aufbewahrung und Haltbarkeit

Die richtige Aufbewahrung von Lebensmitteln ist für eine erfolgreiche Low-Carb-Ernährung essentiell. Dabei spielen sowohl die Wahl der richtigen Behälter als auch die Kenntnis über optimale Lagerungsbedingungen eine wichtige Rolle. Für die Aufbewahrung von vorbereiteten Mahlzeiten eignen sich besonders hochwertige Behälter, die verschiedene Anforderungen erfüllen müssen. Diese sollten mikrowellen- und gefriersicher, BPA-frei sowie spülmaschinenfest sein [s80]. Bei der Erwärmung in der Mikrowelle empfiehlt es sich, den Deckel an einer Ecke zu öffnen und die Speisen zunächst etwa 2 Minuten zu erhitzen. Danach sollte die Temperatur überprüft und gegebenenfalls in 30-Sekunden-Intervallen weiter erhitzt werden [s80]. Verschiedene Lebensmittel erfordern unterschiedliche Aufbewahrungsmethoden. Beispielsweise können vorbereitete Low-Carb-Snacks in luftdichten Behältern im Kühlschrank bis zu zwei Wochen haltbar bleiben. Alternativ lassen sie sich für bis zu einem Monat einfrieren [s81]. Wichtig ist dabei, die Snacks vor der Lagerung etwa 15 Minuten abkühlen zu lassen, um Kondenswasserbildung zu vermeiden. Bei der Aufbewahrung von Eierspeisen, die in der Low-Carb-Küche häufig verwendet werden, gilt besondere Sorgfalt. Zubereitete Omeletten können in luftdichten Behältern einige Tage im Kühlschrank aufbewahrt werden. Ein praktischer Tipp ist es, die Füllung separat zu lagern, da diese Wasser abgeben und damit die Textur der Omelette beeinträchtigen könnte [s82]. Zum Aufwärmen eignet sich entweder eine kurze Erwärmung in der Mikrowelle (weniger als eine Minute) oder das Aufwärmen in einer Pfanne mit etwas Olivenöl für einige Minuten [s82]. Fermentierte Gemüse, die als kohlenhydratarme Beilage beliebt sind, haben ihre eigenen Aufbewahrungsregeln. Schnell eingelegter Kohl beispielsweise hält sich im Kühlschrank bis zu zwei Wochen [s83]. Dabei ist es wichtig, dass das Gemüse stets von der Lake bedeckt bleibt und der Behälter gut verschlossen ist. Für die Langzeitlagerung von vorbereiteten Mahlzeiten bietet sich das Einfrieren an. Portionierte Gerichte können in Aluminiumfolie oder Geschirrtücher gewickelt und anschließend in wiederverschließbaren Gefrierbeuteln eingefroren werden. So bleiben sie bis zu drei Monate haltbar [s84]. Um Gefrierbrand zu vermeiden, ist es wichtig, die Luft möglichst vollständig aus den Beuteln zu drücken. Bei der Aufwärmung gefrorener Speisen stehen verschiedene Möglichkeiten zur Verfügung. Neben der Mikrowelle können die Mahlzeiten auch im Ofen, in einer Pfanne oder einer Heißluftfritteuse erwärmt werden. Dabei ist zu beachten, dass Plastikbehälter nicht für den Ofen geeignet sind und die Speisen in diesem Fall in ofenfeste Behälter umgefüllt werden müssen [s80]. Ein systematischer Ansatz zur Lagerung beinhaltet auch die regelmäßige Kontrolle der Haltbarkeitsdaten und die Rotation der Vorräte nach dem "First-In-First-Out"-Prinzip. Dies verhindert, dass Lebensmittel verderben und gewährleistet eine optimale Nutzung der Vorräte. Die Organisation eines übersichtlichen Kühl- und Gefrierschranksystems erleichtert den Überblick über vorhandene Vorräte. Beschriftete Behälter mit Datum und Inhalt sowie eine zonierte Einteilung (beispielsweise nach Proteinquellen, Gemüse und fertigen Mahlzeiten) helfen dabei, den Überblick zu behalten und Lebensmittelverschwendung zu vermeiden.

Glossar

BPA

Bisphenol A ist eine chemische Verbindung, die früher häufig in Plastikprodukten verwendet wurde. Heute wird sie aufgrund gesundheitlicher Bedenken vermieden, da sie hormonähnliche Wirkungen haben kann.

First-In-First-Out

Ein Lagerhaltungsprinzip, bei dem die zuerst eingelagerten Waren auch zuerst wieder entnommen werden. Stammt ursprünglich aus der Betriebswirtschaft und wird zur Optimierung von Lagerprozessen eingesetzt.

Zusammenfassung - 2. 3. Küchenorganisation

- Ein Schnellkochtopf reduziert die Garzeit für Rinderbraten von 3 Stunden auf 45 Minuten
- Natives Olivenöl eignet sich für kalte Speisen, während Kokosöl und Ghee besser zum Braten geeignet sind
- Ein Spiralschneider verwandelt Zucchini in "Zoodles" als Pasta-Ersatz
- Konjak-Nudeln und selbst gemachte Nuss-Cracker sind geeignete Low-Carb-Alternativen
- Das Würzen von gefrorenem Fleisch ermöglicht eine bessere Aromaverbindung während des Auftauens
- Eine gestaffelte Vorbereitung mit Hauptzubereitung sonntags und Nachbereitung mittwochs optimiert die Frische
- Vorbereitete Low-Carb-Snacks bleiben in luftdichten Behältern bis zu zwei Wochen im Kühlschrank haltbar
- Bei Omeletten sollte die Füllung separat gelagert werden, um die Textur nicht zu beeinträchtigen
- Schnell eingelegter Kohl hält sich im Kühlschrank bis zu zwei Wochen, wenn er von Lake bedeckt bleibt
- In Aluminiumfolie oder Geschirrtücher gewickelte und gefrorene Gerichte bleiben bis zu drei Monate haltbar

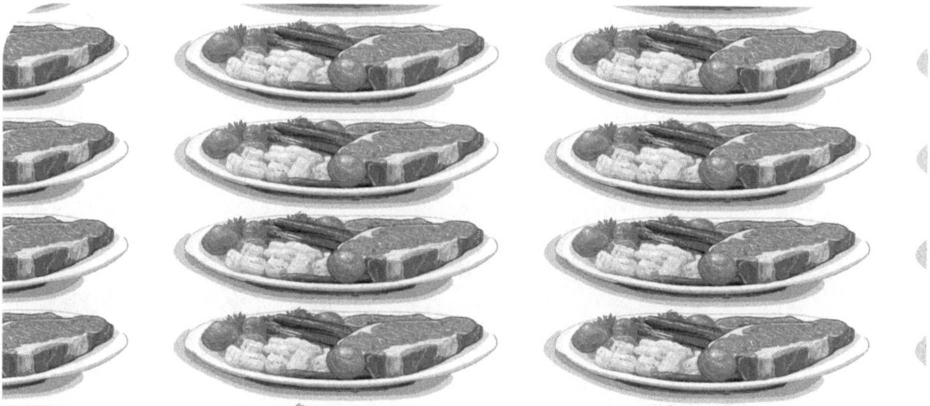

Rückblick - 2. Praktische Umsetzung

- Die praktische Umsetzung einer Low-Carb Ernährung erfordert eine durchdachte Lebensmittelauswahl mit Fokus auf fettreichen Fischsorten wie Lachs und Makrele mit hohem Omega-3-Gehalt.
- Nüsse und Samen eignen sich als praktische Snack-Option mit moderatem Kohlenhydratgehalt und hohem Ballaststoffanteil.
- Eine systematische Einkaufsliste nach Kategorien wie Proteinquellen, Gemüse und Fette ermöglicht effizientes Einkaufen.
- Die Netto-Kohlenhydrate müssen präzise berechnet werden, indem Ballaststoffe von den Gesamtkohlenhydraten abgezogen werden.
- Für die ketogene Ernährung ist eine strenge Limitierung auf 20-50g Kohlenhydrate täglich nötig.
- Essensabonnements und Nährwert-Tracking-Apps erleichtern die Außer-Haus-Verpflegung erheblich.
- Ein Spiralschneider verwandelt Zucchini in kohlenhydratarme Zoodles als Pasta-Alternative.
- Meal Prep am Wochenende mit Blockzubereitung größerer Mengen spart Zeit und hilft Versuchungen zu widerstehen.
- Vorbereitete Mahlzeiten bleiben in luftdichten, BPA-freien Behältern bis zu drei Monate im Gefrierschrank haltbar.
- Mit diesen praktischen Grundlagen ausgestattet, wird es Zeit für die spannende Welt der Low-Carb Rezepte und individuellen Ernährungspläne.

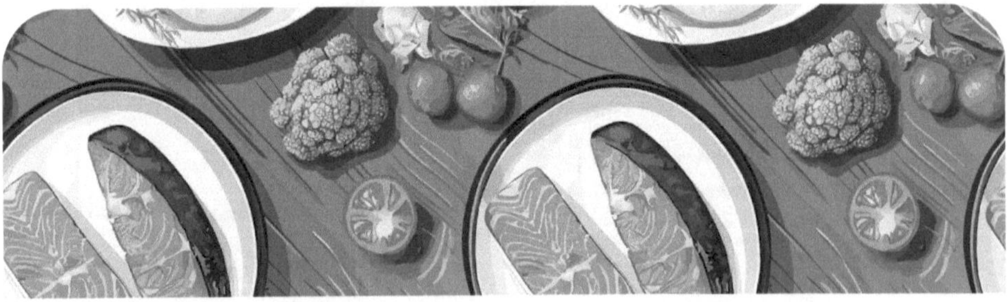

3. Rezepte und Ernährungspläne

Eine ausgewogene Low-Carb-Ernährung basiert auf der richtigen Auswahl und Zubereitung von Lebensmitteln. Doch wie lässt sich der Verzicht auf Kohlenhydrate im Alltag praktisch umsetzen? Welche Alternativen gibt es zu klassischen kohlenhydratreichen Gerichten? Und wie gelingt es, trotz Einschränkungen abwechslungsreich und genussvoll zu essen? Die folgenden Rezepte und Ernährungspläne zeigen praxiserprobte Möglichkeiten auf, wie sich eine kohlenhydratreduzierte Ernährung schmackhaft gestalten lässt - vom schnellen Frühstück über sättigende Hauptgerichte bis hin zu kreativen Beilagen. Der Fokus liegt dabei auf nährstoffreichen Zutaten und ausgewogenen Mahlzeiten, die sich gut in den Alltag integrieren lassen. Ob vegetarisch oder mit Fleisch, für unterwegs oder zum gemütlichen Kochen zu Hause - die vielfältigen Rezepte und praktischen Tipps in diesem Kapitel unterstützen Sie dabei, Ihre persönliche Low-Carb-Ernährung erfolgreich und nachhaltig umzusetzen.

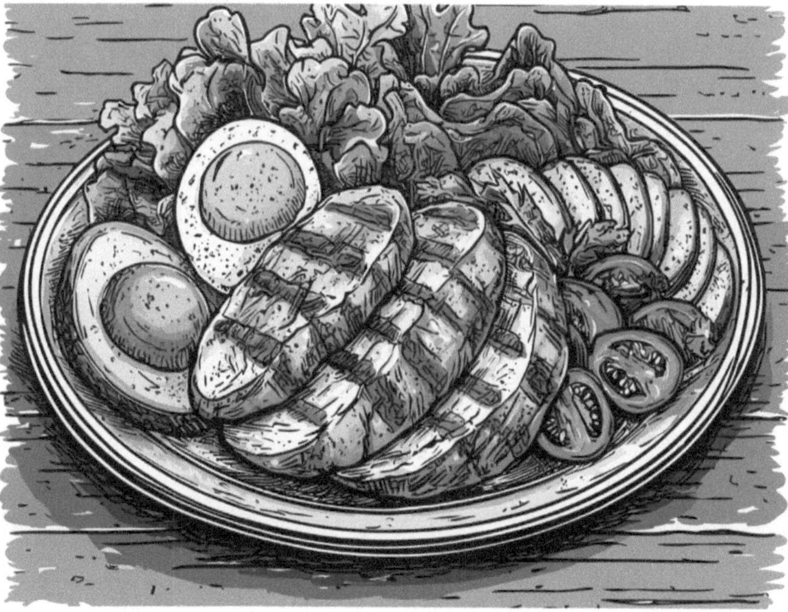

3. 1. Frühstücksrezepte

Wie gestaltet man ein kohlenhydratarmes Frühstück, das nicht nur sättigt, sondern auch schmeckt? Welche Alternativen gibt es zu den klassischen, oft kohlenhydratreichen Frühstücksgewohnheiten? Kann ein Low-Carb-Frühstück auch praktisch und zeitsparend sein? Das Frühstück gilt als wichtigste Mahlzeit des Tages und stellt bei einer kohlenhydratarmen Ernährung eine besondere Herausforderung dar. Traditionelle Frühstückskomponenten wie Brötchen, Müsli oder süße Aufstriche sind aufgrund ihres hohen Kohlenhydratgehalts meist ungeeignet. Dennoch bietet eine Low-Carb-Ernährung überraschend vielfältige Möglichkeiten für ein ausgewogenes Frühstück - von schnellen Eierspeisen über vorbereitete Mahlzeiten bis hin zu kreativen Alternativen für unterwegs. Die folgenden Rezepte und praktischen Tipps zeigen, wie sich ein kohlenhydratarmes Frühstück ohne großen Aufwand in den Alltag integrieren lässt und dabei sowohl den Blutzuckerspiegel als auch das Körpergewicht positiv beeinflusst.

> *„Ein kohlenhydratarmes Frühstück bildet die ideale Grundlage für einen energiegeladenen Start in den Tag, ohne dabei den Blutzuckerspiegel stark ansteigen zu lassen.“*

3. 1. 1. Kohlenhydratarme Frühstücksvarianten

Ein kohlenhydratarmes Frühstück bildet die ideale Grundlage für einen energiegeladenen Start in den Tag, ohne dabei den Blutzuckerspiegel stark ansteigen zu lassen. Die Vielfalt an Möglichkeiten ist dabei überraschend groß und geht weit über das klassische Rührei hinaus [s85].

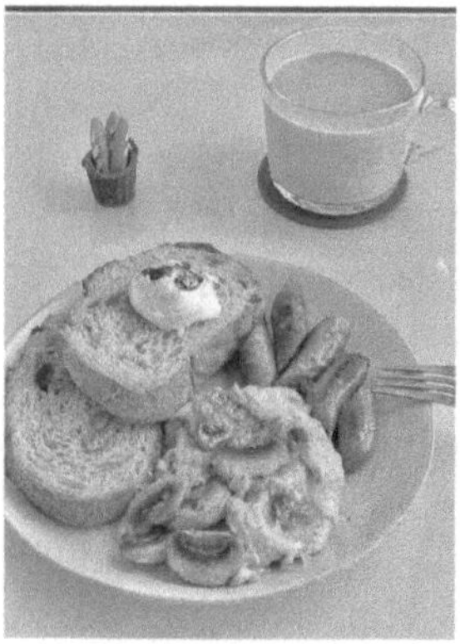

Eiergerichte [i19]

Eiergerichte spielen bei kohlenhydratarmen Frühstücksvarianten eine zentrale Rolle. Ein schnelles Basis-Rezept besteht aus ganzen Eiern, Eiweiß, Joghurt sowie Salz und Pfeffer und lässt sich in weniger als 5 Minuten zubereiten. Mit nur 200 Kalorien und 3g Kohlenhydraten pro Portion ist es ideal für eine Low-Carb-Ernährung [s86]. Für Abwechslung sorgen verschiedene Variationen: Ein mediterranes Omelett mit Feta und getrockneten Tomaten ist in 10 Minuten fertig, während ein proteinreiches Omelett mit Paprika, Tomaten und Schinken etwa 25 Minuten Zubereitungszeit benötigt [s85]. Besonders praktisch für Menschen mit wenig Zeit am Morgen sind vorbereitete Gerichte. Pesto-Ei-Muffins lassen sich am Wochenende vorbacken und eignen sich perfekt als Snack für unterwegs. Auch Muffin-Tin-Omeletts mit Feta und Paprika können am Vorabend vorbereitet werden [s87]. Ein weiterer zeitsparender Tipp ist die Verwendung von Resten: Ein übrig gebliebener Auflauf mit Blumenkohlpüree und Brokkoli macht sich hervorragend als kohlenhydratarmes Frühstück [s88].

Für diejenigen, die morgens gerne warm und herzhaft frühstücken, bietet sich eine Shakshuka an - pochierte Eier in würziger Tomatensauce mit nur 142 Kalorien und 8g Kohlenhydraten pro Portion [s89]. Auch ein Gemüsefrühstück aus dem Ofen, das gleich drei Portionen Gemüse enthält, ist eine nahrhafte Option [s85]. Eine interessante Alternative zum klassischen Porridge bietet die Low-Carb-Variante. Diese kann mit verschiedenen Nüssen oder Samen zubereitet werden und enthält deutlich weniger Kohlenhydrate als herkömmlicher Haferbrei. Durch Zugabe von Vanille, Zimt oder zuckerfreiem Sirup lässt sich der Geschmack individuell anpassen. Für Menschen mit Nussallergie eignet sich die Variation mit verschiedenen Samen [s90]. Wer es eilig hat, aber trotzdem nicht auf ein ausgewogenes Frühstück verzichten möchte, kann zu schnellen Kombinationen greifen: Hartgekochte Eier mit gemischten Beeren (179 Kalorien, 10g Kohlenhydrate) oder Naturjoghurt mit Beeren und Walnüssen (254 Kalorien, 30g Kohlenhydrate) [s89]. Auch ein Frühstücks-Burrito mit Eiern und Avocado lässt sich in nur 15 Minuten zubereiten [s85]. Für experimentierfreudige Köche gibt es kreative Optionen wie getreidefreie Zitronen-Ricotta-Pfannkuchen (217 Kalorien, 6g Kohlenhydrate) oder Butternut-Frühstücksbällchen (170 Kalorien, 2g Kohlenhydrate) [s89]. Eine besonders leichte Option ist der Blumenkohl-Rösti mit nur 80 Kalorien und 3g Kohlenhydraten pro Portion [s89]. Proteinreiche Varianten wie das scharfe Garnelen-Omelett (329 Kalorien, 4g Kohlenhydrate) oder die Schinken-Käse-Frittata (291 Kalorien, 4g Kohlenhydrate) halten besonders lange satt [s89]. Für Fischliebhaber eignet sich ein Räucherlachs-Rucola-Salat oder ein Avocado-Räucherlachs-Omelett, das durch seinen hohen Gehalt an gesunden Fetten das Hungergefühl bis zum Mittagessen dämpft [s87]. Alle diese Gerichte lassen sich nach persönlichem Geschmack anpassen. So kann man beispielsweise Salsa, scharfe Soßen oder verschiedene Gemüsesorten hinzufügen [s86]. Wichtig ist dabei, die Grundprinzipien der kohlenhydratarmen Ernährung im Auge zu behalten und gleichzeitig auf eine ausreichende Nährstoffversorgung zu achten.

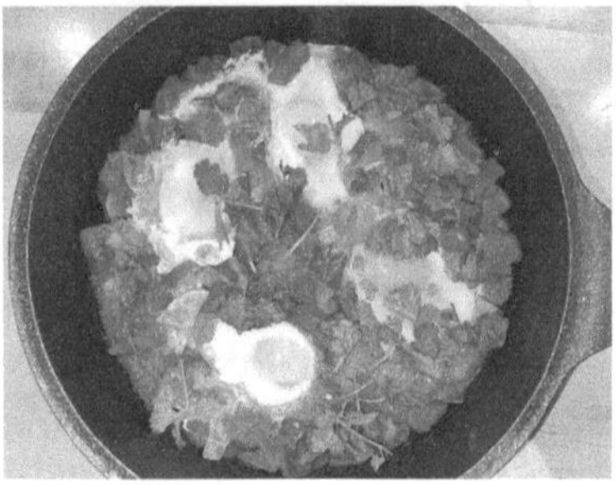

Shakshuka [i20]

3. 1. 2. Proteinreiche Frühstücksoptionen

Ein proteinreiches Frühstück ist der Schlüssel für einen energiegeladenen Start in den Tag und unterstützt effektiv die Gewichtsabnahme. Die Auswahl an proteinreichen Frühstücksoptionen ist dabei überraschend vielfältig und geht weit über klassische Eierspeisen hinaus. Tofu erweist sich als ausgezeichnete proteinreiche Alternative, die sich vielseitig zubereiten lässt [s91]. Ein praktisches Rezept ist zum Beispiel ein Tofu-Scramble: Zerbröseln Sie den Tofu in einer Pfanne und würzen Sie ihn mit Kurkuma für die typische gelbe Farbe sowie Kräutern nach Wahl. Diese vegane Alternative zu Rühreiern ist kalorienarm und proteinreich. Fisch zum Frühstück mag für viele ungewöhnlich klingen, ist aber eine ausgezeichnete Proteinquelle. Eine 85g Portion Dosenfisch liefert beeindruckende 19,6g Protein bei null Kohlenhydraten [s92]. Ein raffiniertes Beispiel ist die Kombination von pochiertem Ei mit geräuchertem Lachs und Spinat, die pro Portion 42g Protein bei nur 1g Kohlenhydraten bietet [s93]. Für die Zubereitung erhitzen Sie Wasser mit etwas Weißweinessig, geben Sie die Eier vorsichtig hinein und lassen Sie sie 3 Minuten ziehen. Griechischer Joghurt ist mit 19,9g Protein pro 198g eine hervorragende Basis für proteinreiche Frühstückskreationen [s92]. Verfeinern Sie ihn mit frischen Himbeeren und einem Teelöffel Honig - diese Kombination liefert 203 Kalorien bei 29g Kohlenhydraten [s94]. Für zusätzliche Proteine und gesunde Fette können Sie Chiasamen hinzufügen.

Eine innovative Option sind hausgemachte Protein-Energie-Riegel [s95]. Ein bewährtes Rezept kombiniert getrocknete Pflaumen, Haferflocken, Mandelbutter und verschiedene Samen. Pro Riegel erhalten Sie 6g Protein bei moderaten 14g Kohlenhydraten [s93]. Diese Riegel lassen sich hervorragend am Wochenende vorbereiten und sind eine praktische Frühstücksoption für unterwegs.

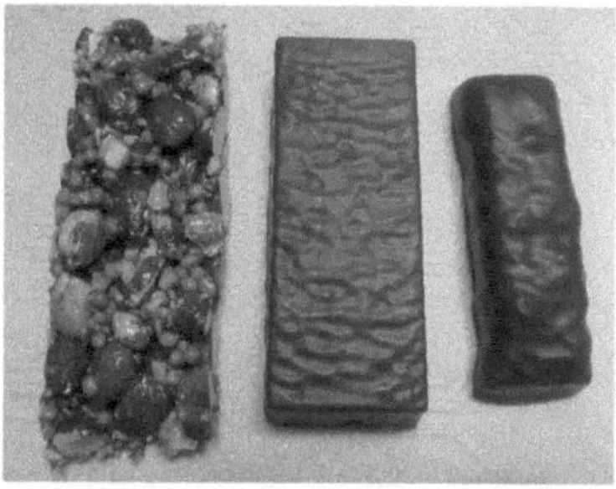

Protein-Energie-Riegel [i21]

Hüttenkäse ist mit 23,5g Protein pro 240ml eine oft unterschätzte Proteinquelle [s92]. Kombinieren Sie ihn mit frischem Gemüse und Kräutern für ein erfrischendes Frühstück. Besonders gut eignet sich die Kombination mit

Gurken, Tomaten und frischem Basilikum. Für ein mexikanisch inspiriertes Proteinfrühstück empfiehlt sich eine Kombination aus Eiern, schwarzen Bohnen und Gemüse. Mit 22g Protein und nur 9g Kohlenhydraten pro Portion [s93] ist dies eine sättigende Option. Die Zubereitung ist einfach: Würfeln Sie Zwiebeln, Tomaten und Paprika, braten Sie alles kurz an und geben Sie dann die verquirlten Eier dazu. Eine praktische Option für eilige Morgende sind Protein-Smoothies mit Molkenprotein-Isolat, das pro 30g Portion 25g Protein ohne Kohlenhydrate liefert [s92]. Mischen Sie das Proteinpulver mit ungesüßter Mandelmilch und einer kleinen Portion Beeren für einen schnellen Proteinschub. Gemüse sollte bei einem proteinreichen Frühstück nicht fehlen. Kombinieren Sie verschiedene Rohkostgemüse mit einem proteinreichen Dip [s96]. Besonders gut eignet sich ein Dip aus Hüttenkäse oder griechischem Joghurt, verfeinert mit frischen Kräutern. Für Liebhaber herzhafter Frühstücksoptionen bietet sich eine Kombination aus Hartkäse und Eiern an. Zwei Eier liefern 12,56g Protein [s92], ergänzt durch 28g Hartkäse mit zusätzlichen 6,78g Protein ergibt sich eine substantielle Proteinmahlzeit.

Tempeh, ein fermentiertes Sojaprodukt, enthält 19,9g Protein pro 100g [s92] und lässt sich hervorragend als Speckersatz verwenden. Schneiden Sie den Tempeh in dünne Scheiben, marinieren Sie ihn mit Sojasoße und Raucharoma und braten Sie ihn knusprig an.

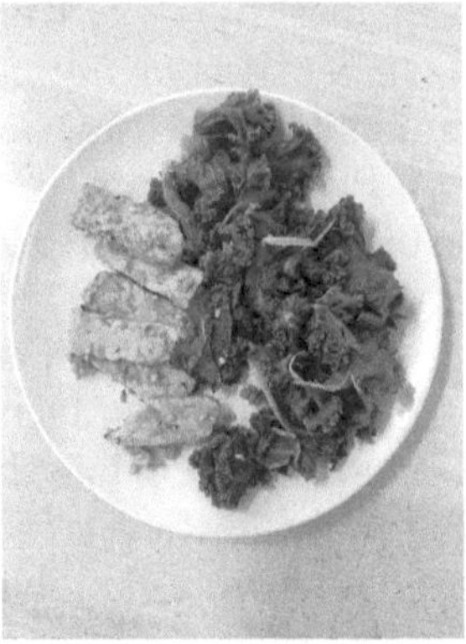

Tempeh [i22]

Kurkuma
Ein gelbes Gewürz aus der Wurzel der Kurkumapflanze, das auch als Gelbwurz bekannt ist und antientzündliche Eigenschaften besitzt

Molkenprotein-Isolat
Ein hochreines Proteinpulver, das aus Molke gewonnen wird und einen besonders hohen Proteingehalt von über 90% aufweist

Tempeh
Ein traditionelles indonesisches Lebensmittel aus fermentierten Sojabohnen, das durch einen speziellen Schimmelpilz hergestellt wird

Tofu
Ein aus Sojabohnen hergestelltes Produkt, das durch Gerinnung der Sojamilch entsteht und besonders in der asiatischen Küche verwendet wird

3. 1. 3. Frühstück für unterwegs

Ein kohlenhydratarmes Frühstück für unterwegs erfordert etwas Planung, ermöglicht aber eine große Vielfalt an schmackhaften und sättigenden Optionen. Die richtige Vorbereitung und Aufbewahrung spielen dabei eine zentrale Rolle für den Erfolg. Besonders praktisch sind vorbereitete Mahlzeiten in wiederverwendbaren Behältern. Ei-Muffins lassen sich hervorragend am Wochenende vorbacken und halten sich gekühlt bis zu 5 Tage. Für die Zubereitung werden Silikon-Muffinformen empfohlen, da sich die Ei-Muffins dort besonders leicht lösen. Pro Form werden zwei verquirlte Eier mit gewünschten Zutaten wie Spinat, Pilzen oder magerem Schinken gefüllt und bei 180°C etwa 20 Minuten gebacken. Eine weitere zeitsparende Option sind Roll-Ups aus Putenbrust oder magerem Schinken. Diese lassen sich am Vorabend zubereiten und mit verschiedenen Füllungen wie Frischkäse, Avocado oder Gurke variieren. Mit nur 1,4g Netto-Kohlenhydraten pro Portion [s97] sind sie ideal für eine strikte Low-Carb-Ernährung. Die Roll-Ups sollten in luftdichten Behältern aufbewahrt und mit Kühlakkus transportiert werden. Für längere Aufbewahrungszeiten eignen sich Mason Jar Salate besonders gut. Die geschichtete Anordnung - mit dem Dressing am Boden, gefolgt von harten Gemüsesorten und oben den empfindlicheren Zutaten - hält die Bestandteile frisch und knackig. Ein beliebtes Rezept kombiniert gehackten Römersalat mit hartgekochten Eiern, Avocado und Putenstreifen.

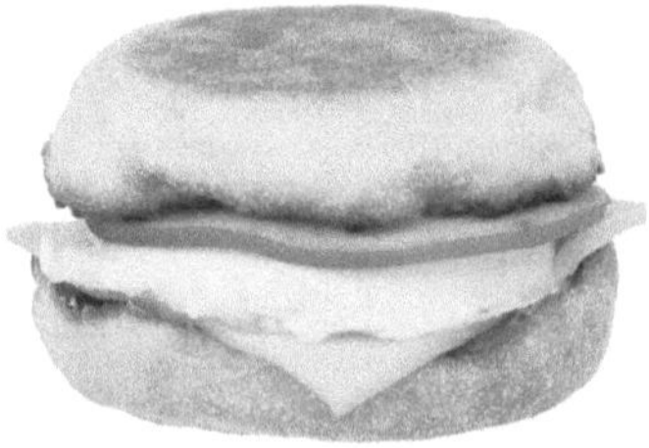

Ei-Muffins [i23]

Praktische Snackboxen mit verschiedenen Fächern ermöglichen eine abwechslungsreiche Zusammenstellung von kohlenhydratarmen Lebensmitteln. Eine ausgewogene Box könnte enthalten:
- Hartgekochte Eier
- Käsewürfel
- Gurkenscheiben
- Mandeln oder Macadamianüsse
- Himbeeren (in geringer Menge)

Die Temperaturkontrolle ist bei Frühstück für unterwegs besonders wichtig. Investieren Sie in qualitativ hochwertige, isolierte Behälter und verwenden Sie bei bedarf Kühlakkus. Proteinreiche Lebensmittel sollten nicht länger als 2 Stunden ungekühlt bleiben. Für Getränke unterwegs eignen sich vorbereitete Protein-Smoothies in isolierten Trinkflaschen. Diese können am Vorabend zubereitet und über Nacht gekühlt werden. Eine bewährte Kombination besteht aus ungesüßter Mandelmilch, einem hochwertigen Proteinpulver und einer kleinen Portion Beeren.

Praktische Tipps für die Organisation:
- Bereiten Sie mehrere Portionen auf einmal vor
- Beschriften Sie die Behälter mit Datum
- Packen Sie Besteck und Servietten ein
- Planen Sie die Mahlzeiten für die ganze Woche
- Halten Sie eine Notfall-Option wie Nüsse griffbereit

Die Aufbewahrung sollte in bpa-freien, luftdichten Behältern erfolgen. Glas-Behälter sind zwar schwerer, aber geschmacksneutral und umweltfreundlich. Für den Transport eignen sich spezielle Lunch-Taschen mit Isolierung. Ein weiterer wichtiger Aspekt ist die Portionierung. Verwenden Sie Behälter mit Unterteilungen oder separate kleine Behälter, um Portionsgrößen zu kontrollieren und verschiedene Lebensmittel voneinander zu trennen. Dies verhindert auch, dass sich Gerüche vermischen oder feuchte Zutaten andere Komponenten aufweichen. Für spontane Situationen ist es ratsam, eine Liste mit geeigneten Optionen für den Außer-Haus-Verzehr zu haben. Viele Cafés bieten inzwischen kohlenhydratarme Alternativen an, wie beispielsweise Eierspeisen ohne Brot oder Protein-Bowls. Die Planung von Frühstück für unterwegs sollte auch saisonale Aspekte berücksichtigen. Im Sommer eignen sich besonders gut kühlende Optionen wie Protein-Smoothies oder kalte

Eierspeisen, während im Winter wärmende Gerichte in Thermobehältern bevorzugt werden können.

Zusammenfassung - 3. 1. Frühstücksrezepte

- Ein Tofu-Scramble mit Kurkuma bietet eine vegane Alternative zu Rühreiern mit ähnlicher Optik.
- Eine 85g Portion Dosenfisch liefert 19,6g Protein bei null Kohlenhydraten.
- Pochiertes Ei mit geräuchertem Lachs und Spinat bietet 42g Protein bei nur 1g Kohlenhydraten pro Portion.
- Griechischer Joghurt enthält 19,9g Protein pro 198g.
- Hausgemachte Protein-Energie-Riegel mit Pflaumen und Mandelbutter liefern 6g Protein bei 14g Kohlenhydraten pro Riegel.
- Hüttenkäse enthält 23,5g Protein pro 240ml.
- Molkenprotein-Isolat liefert 25g Protein ohne Kohlenhydrate pro 30g Portion.
- Tempeh enthält 19,9g Protein pro 100g und eignet sich als Speckersatz.
- Roll-Ups aus Putenbrust enthalten nur 1,4g Netto-Kohlenhydrate pro Portion.
- Mason Jar Salate bleiben durch geschichtete Anordnung länger frisch - Dressing am Boden, harte Gemüse in der Mitte, empfindliche Zutaten oben.
- Ein mediterranes Omelett mit Feta benötigt nur 10 Minuten Zubereitungszeit.
- Shakshuka enthält nur 142 Kalorien und 8g Kohlenhydrate pro Portion.
- Butternut-Frühstücksbällchen haben nur 170 Kalorien und 2g Kohlenhydrate.
- Ein scharfes Garnelen-Omelett enthält 329 Kalorien bei nur 4g Kohlenhydraten.

3. 2. Hauptmahlzeiten

Wie gestaltet man Hauptmahlzeiten bei einer Low-Carb-Ernährung, ohne auf Geschmack und Vielfalt zu verzichten? Welche Rolle spielen dabei traditionelle Gerichte, und wie lassen sie sich kohlenhydratarm umsetzen? Diese Fragen beschäftigen viele Menschen, die ihre Ernährung umstellen möchten. Die Hauptmahlzeiten bilden das Fundament einer erfolgreichen Low-Carb-Ernährung. Sie liefern nicht nur die notwendigen Nährstoffe für den Tag, sondern beeinflussen auch maßgeblich den Erfolg der Gewichtsreduktion. Dabei geht es um mehr als den bloßen Verzicht auf Kohlenhydrate - vielmehr steht die geschickte Kombination hochwertiger Proteine, gesunder Fette und nährstoffreicher Gemüsesorten im Vordergrund. Von klassischen Fleisch- und Fischgerichten über vegetarische Alternativen bis hin zu kreativen Salat-Bowls - die Möglichkeiten für abwechslungsreiche Low-Carb-Hauptmahlzeiten sind vielfältiger, als viele zunächst vermuten. Die folgenden Rezepte und Zubereitungsmethoden zeigen, wie sich traditionelle Gerichte clever adaptieren und neue Kreationen entwickeln lassen.

„Der Körper verbraucht beim Verdauen von Proteinen mehr Energie als bei der Verarbeitung von Kohlenhydraten oder Fetten."

3. 2. 1. Fleisch- und Fischgerichte

Fleisch- und Fischgerichte bilden das Herzstück einer erfolgreichen Low-Carb-Ernährung zum Abnehmen. Diese proteinreichen Lebensmittel sind nicht nur sättigend, sondern unterstützen auch aktiv den Gewichtsverlust durch ihren thermischen Effekt [s98]. Das bedeutet, der Körper verbraucht beim Verdauen von Proteinen mehr Energie als bei der Verarbeitung von Kohlenhydraten oder Fetten. Besonders Fisch sollte in einer ausgewogenen Low-Carb-Ernährung mindestens zweimal pro Woche auf dem Speiseplan stehen [s98]. Fettreiche Fischsorten wie Lachs, Makrele oder Hering sind dabei besonders wertvoll, da sie reich an omegafettsaeuren sind, die nachweislich zur Verbesserung der Blutzuckerwerte beitragen können [s99]. Zusätzlich liefert Fisch wichtige B-Vitamine, Kalium und Selen, während er praktisch keine Kohlenhydrate enthält [s99]. Bei der Zubereitung von Fischgerichten lässt sich wunderbar mit frischen Zutaten experimentieren. Ein klassisches Beispiel ist die Kombination aus frischem Knoblauch, Zitronensaft, Weißwein und Kräutern, die dem Fisch eine besondere Geschmacksnote verleiht [s100]. Ein praktischer Tipp für Einsteiger: Beginnen Sie mit einfachen Rezepten wie einem Lachs-Salat in einer halbierten Avocado oder geröstetem Lachs mit Gemüsebeilage [s101]. Was das Fleisch betrifft, so sind unverarbeitete Varianten von Rind, Huhn und Truthahn ideale Bestandteile einer Low-Carb-Diät [s102]. Diese Fleischsorten sind nicht nur exzellente Proteinquellen, sondern auch reich an B-Vitaminen und wichtigen Mineralien [s99]. Ein wichtiger Hinweis: Verarbeitetes Fleisch sollte nur in Maßen genossen werden, da es mit einem erhöhten Risiko für Herz-Kreislauf-Erkrankungen in Verbindung gebracht wird [s99]. Für die praktische Umsetzung eignen sich kreative Gerichte wie Taco-Lettuce-Wraps, bei denen Salatblätter statt Tortillas verwendet werden, oder ein herzhaftes Schweine-Paprikasch, das statt mit Reis mit Blumenkohlreis serviert wird [s101]. Ein weiterer praktischer Tipp ist die Zubereitung von Zucchini-Lasagne, bei der die Nudelplatten durch dünn geschnittene Zucchinischeiben ersetzt werden [s101]. Eier, die ebenfalls in diese Kategorie fallen, sind ein wahrer Protein-Powerhouse. Mit null Kohlenhydraten und über 12 Gramm Protein pro zwei großen Eiern sind sie ein ideales Lebensmittel für die Low-Carb-Ernährung [s99]. Sie enthalten zudem wertvolle B-Vitamine und antioxidantien, die zur Gesundheit beitragen [s99]. Ein besonders innovatives Rezept ist die Kombination von

Garnelen Scampi mit "zoodles" (Zucchini-Nudeln) [s101], das die perfekte Balance zwischen proteinreichem Meeresfrüchten und kohlenhydratarmem Gemüse schafft. Auch die Verwendung von wildem Fisch anstelle von Dosen-Thunfisch in klassischen Rezepten kann eine interessante Variation darstellen [s103]. Für die Portionskontrolle ist es wichtig, auf die Kalorienbilanz zu achten, auch wenn es sich um proteinreiche Gerichte handelt [s104]. Ein praktischer Ansatz ist es, die Portionsgrößen vorab zu planen und die Mahlzeiten entsprechend vorzubereiten. Dies hilft nicht nur bei der Kalorienkontrolle, sondern spart auch Zeit im Alltag. Die Vielseitigkeit der Fleisch- und Fischgerichte in der Low-Carb-Ernährung lässt sich noch durch die Kombination mit erlaubten Lebensmitteln wie Nüssen oder dunkler Schokolade (in Maßen) erweitern [s102]. Dies ermöglicht eine abwechslungsreiche und schmackhafte Ernährung, die gleichzeitig die Prinzipien der Low-Carb-Diät respektiert.

3. 2. 2. Low Carb vegetarische Alternativen

Eine vegetarische Low-Carb-Ernährung erfordert zwar etwas mehr Planung als die klassische Low-Carb-Diät mit Fleisch, bietet aber zahlreiche kreative und schmackhafte Möglichkeiten [s105]. Der Fokus liegt dabei auf pflanzlichen Proteinen, gesunden Fetten und nicht-stärkehaltigen Gemüsen, die eine ausgewogene Ernährung gewährleisten [s106]. Tofu und tempeh sind dabei wahre Alleskönner in der vegetarischen Low-Carb-Küche. Diese Sojaprodukte sind nicht nur proteinreich und kohlenhydratarm, sondern lassen sich vielseitig zubereiten [s107]. Ein praktischer Tipp für Tofu-Neulinge: Marinieren Sie den Tofu vor der Zubereitung mindestens 30 Minuten in einer Mischung aus Sojasoße, Sesamöl und Gewürzen, um ihm mehr Geschmack zu verleihen. Tempeh kann durch seine festere Konsistenz hervorragend gegrillt oder angebraten werden und entwickelt dabei ein nussiges Aroma.

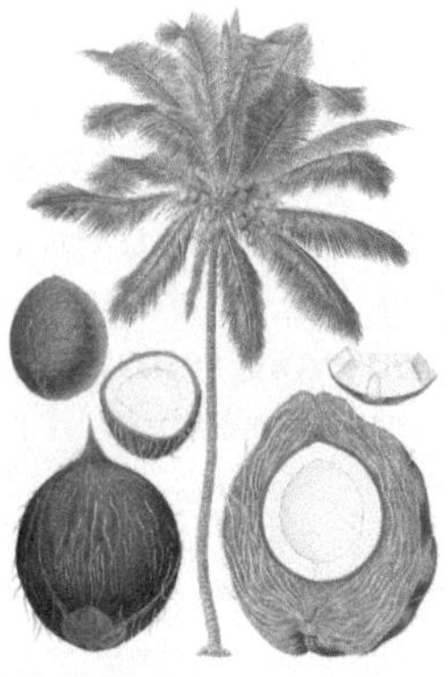

Kokosmehl [i24]

Eine besondere Rolle spielen auch innovative Mehlalternativen. Mandelmehl beispielsweise enthält mit nur 2 Gramm Netto-Kohlenhydraten pro Dritteltasse deutlich weniger Kohlenhydrate als herkömmliches Mehl [s108]. Es eignet sich hervorragend für Low-Carb-Backwaren wie Brot oder Muffins. Kokosmehl ist eine weitere interessante Alternative mit nur 3 Gramm Netto-Kohlenhydraten pro Vierteltasse. Bei der Verwendung von Kokosmehl sollte man beachten, dass es sehr flüssigkeitsabsorbierend ist - ein praktischer Tipp ist es, die Flüssigkeitsmenge im Rezept um etwa 30% zu erhöhen [s108]. Kreative Gemüsealternativen sind ein weiterer Schlüssel zum Erfolg. Statt herkömmlicher Pasta können "Zoodles" aus Zucchini oder andere Gemüsenudeln verwendet werden [s109]. Ein praktischer Küchentipp: Investieren Sie in einen Spiralschneider, um verschiedene Gemüsesorten in nudelähnliche Formen zu bringen. Besonders gut eignen sich dafür neben Zucchini auch Möhren oder Kürbis. Für Pizza-Liebhaber bietet sich ein Pizzaboden aus Blumenkohl an [s109]. Dafür wird fein zermahlener

Blumenkohl mit Eiern und Gewürzen zu einem Teig verarbeitet. Diese Alternative reduziert nicht nur die Kohlenhydrate drastisch, sondern fügt der Mahlzeit auch wertvolle Nährstoffe hinzu.

Hülsenfrüchte wie Edamame sind eine weitere wichtige Proteinquelle in der vegetarischen Low-Carb-Ernährung [s107]. Sie können als Snack genossen oder in Salate und warme Gerichte integriert werden. Ein kreatives Rezept ist beispielsweise ein Edamame-Hummus, der als Dip oder Brotaufstrich verwendet werden kann.

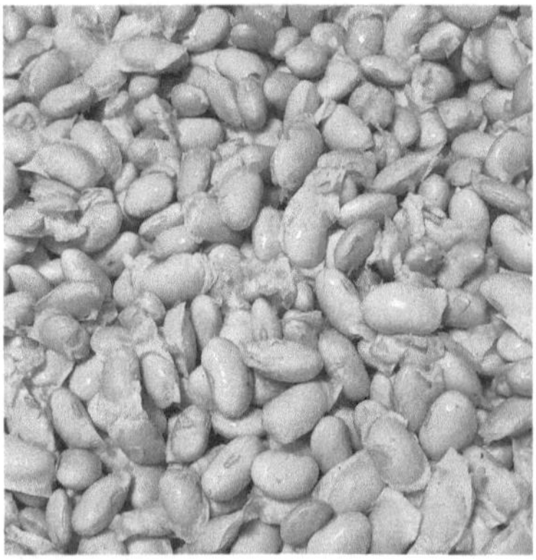

Edamame [i25]

Nüsse und Samen spielen ebenfalls eine wichtige Rolle. Hanf- und Kürbiskerne sind nicht nur proteinreich, sondern auch kohlenhydratarm [s107]. Sie können als Topping für Salate verwendet werden oder in Form von selbstgemachtem Müsli mit Kokosjoghurt zum Frühstück genossen werden.

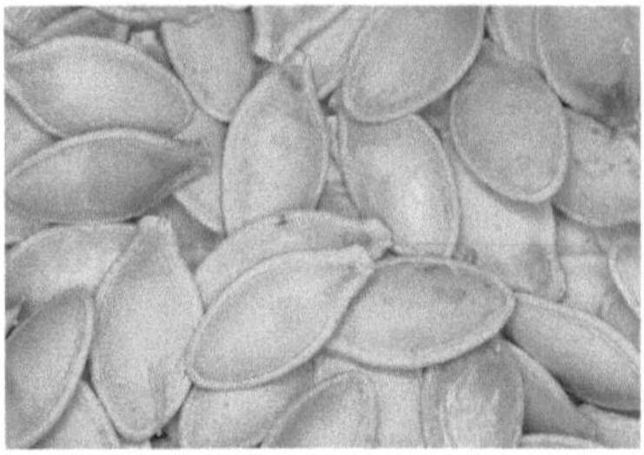

Kürbiskerne [i26]

Das sogenannte "Wolkenbrot" ist eine innovative Low-Carb-Alternative zu herkömmlichem Brot [s109]. Es wird hauptsächlich aus geschlagenen Eiweiß und einer kleinen Menge Psyllium-Hülsen hergestellt. Psyllium-Hülsen sind dabei nicht nur ein guter Mehlersatz, sondern helfen auch bei der Stabilisierung des Blutzuckerspiegels [s108]. Für die praktische Umsetzung im Alltag empfiehlt sich eine gute Vorratshaltung mit verschiedenen pflanzlichen Proteinquellen und Low-Carb-Mehlen. Meal Prep, also das Vorkochen von Mahlzeiten, kann dabei helfen, auch in stressigen Zeiten bei der vegetarischen Low-Carb-Ernährung zu bleiben. Ein praktischer Wochenplan könnte beispielsweise Gerichte wie Spinat-Pilz-Omeletts, Blumenkohlreis-Pfannen und Zucchininudeln mit selbstgemachtem Pesto beinhalten [s106]. Die Kombination einer vegetarischen Ernährung mit Low-Carb-Prinzipien erfordert zwar anfangs etwas Umdenken und Experimentierfreude, bietet aber langfristig eine nachhaltige und gesunde Alternative zur klassischen Low-Carb-Ernährung [s105].

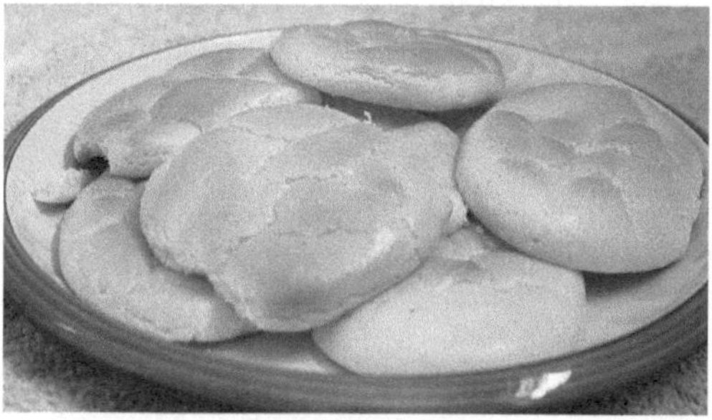

Wolkenbrot [i27]

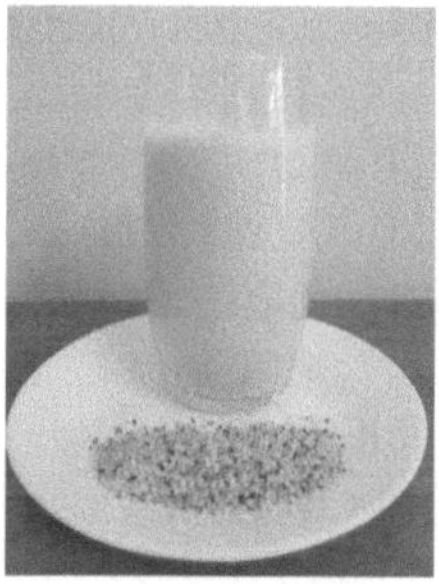

Hanfkerne [i28]

3. 2. 3. Salate und Bowls

Salate und Bowls sind ideale Hauptmahlzeiten für eine Low-Carb-Ernährung, da sie sich flexibel an persönliche Ernährungsziele anpassen lassen und gleichzeitig nährstoffreich und sättigend sind [s110]. Die Basis dieser Gerichte besteht typischerweise aus Blattgemüsen und nicht-stärkehaltigen Gemüsesorten, die mit proteinreichen Toppings ergänzt werden. Für die praktische Umsetzung eignet sich besonders das Meal-Prep-Konzept. Dabei werden die Hauptkomponenten wie Gemüse und Proteinquellen im Voraus zubereitet und portionsweise eingefroren oder gekühlt gelagert [s111]. Ein bewährter Ansatz ist es, verschiedene Gemüsesorten am Wochenende zu schneiden und zu rösten, sodass sie während der Woche nur noch kombiniert werden müssen. Bei der Zusammenstellung einer Low-Carb-Bowl sollte man auf eine ausgewogene Kombination achten. Als Basis eignen sich Rucola, Spinat oder Romanasalat, die mit gedämpftem oder geröstetem Gemüse wie Brokkoli, Blumenkohl oder Zucchini ergänzt werden. Für die Proteinkomponente bieten sich verschiedene Optionen an: von gegrilltem Hähnchen über gebratenen Tofu bis hin zu gekochten Eiern [s112].

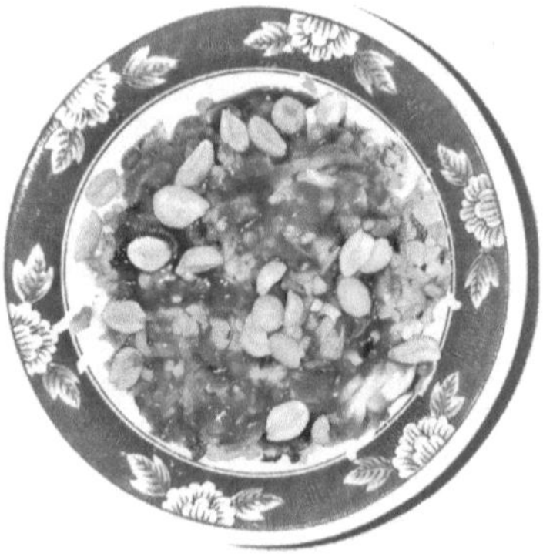

Erdnusssauce [i29]

Ein besonders beliebtes und praktisches Rezept ist die "Rainbow Bowl", die nicht nur optisch ansprechend ist, sondern auch eine Vielzahl von Nährstoffen liefert [s113]. Hierbei werden verschiedenfarbige Gemüsesorten wie lila Rotkohl, orange Karotten und grüner Brokkoli kombiniert. Als Dressing eignet sich eine selbstgemachte Erdnusssauce, die ohne zusätzlichen Zucker auskommt. Für zusätzlichen Geschmack und Textur sorgen verschiedene Low-Carb-Toppings. Besonders beliebt sind gehackte Nüsse, Samen, frische Kräuter oder ein Spritzer Limettensaft [s111]. Diese Zugaben machen die Mahlzeit nicht nur interessanter, sondern fügen auch wichtige gesunde Fette und Mikronährstoffe hinzu. Ein praktischer Tipp für die Zubereitung ist die "Schichten-Methode": Dabei werden die verschiedenen Komponenten in Schichten in einem verschließbaren Behälter angeordnet, wobei das Dressing separat aufbewahrt wird. So bleiben die Zutaten frisch und knackig, bis sie verzehrt werden [s112]. Für Abwechslung sorgen verschiedene internationale Variationen. Eine mediterrane Bowl könnte beispielsweise gegrilltes Gemüse, Oliven und Fetakäse enthalten, während eine asiatisch inspirierte Version mit gedämpftem Pak Choi, Sesamsamen und mariniertem Tofu punktet [s112]. Die Sauce oder das Dressing spielt eine wichtige Rolle für den Geschmack, sollte aber bei einer Low-Carb-Ernährung sorgfältig ausgewählt werden. Bewährte Optionen sind hausgemachte Dressings auf Basis von Olivenöl, Zitronensaft oder Joghurt [s111]. Ein praktischer Tipp ist es, verschiedene Dressings am Wochenende vorzubereiten und in kleinen Behältern zu portionieren.

Für eilige Tage empfiehlt sich die Vorbereitung von "Emergency Bowls": Hierbei werden bereits portionierte Gemüse-Protein-Kombinationen eingefroren, die nur noch aufgewärmt und mit frischen Komponenten ergänzt werden müssen [s112]. Dies verhindert, dass man in stressigen Situationen auf weniger gesunde Alternativen zurückgreift. Die Flexibilität von Salaten und Bowls macht sie zu einem idealen Bestandteil der Low-Carb-Ernährung. Sie lassen sich nicht nur an saisonale Verfügbarkeiten anpassen, sondern auch an individuelle Geschmacksvorlieben und Ernährungsziele [s110]. Durch die richtige Kombination von Zutaten können sie eine vollwertige, sättigende Mahlzeit darstellen, die den Körper mit allen notwendigen Nährstoffen versorgt.

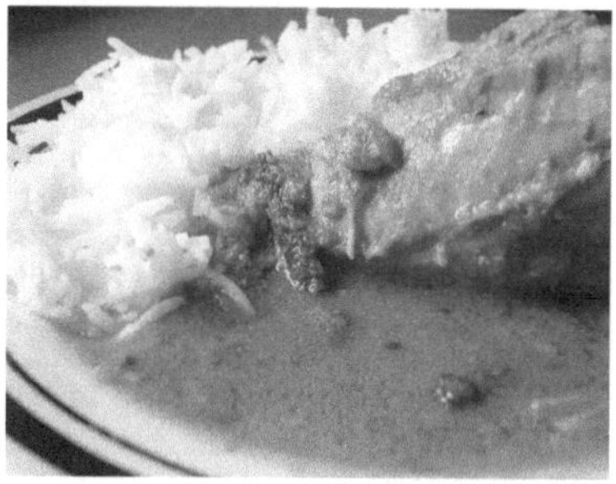

Emergency Bowls [i30]

Glossar

Meal-Prep

Eine Methode der Essensvorbereitung, bei der mehrere Mahlzeiten im Voraus zubereitet und portioniert werden. Stammt ursprünglich aus der Bodybuilding-Szene der 1980er Jahre.

Pak Choi

Ein asiatisches Blattgemüse aus der Familie der Kohlgewächse, das sich durch seinen milden, leicht pfeffrigen Geschmack und knackige Stiele auszeichnet. Enthält besonders viel Vitamin C und Kalzium.

Zusammenfassung - 3. 2. Hauptmahlzeiten

- Der thermische Effekt von Proteinen führt zu einem höheren Energieverbrauch bei der Verdauung als bei Kohlenhydraten oder Fetten
- Fettreiche Fischsorten wie Lachs und Makrele verbessern nachweislich die Blutzuckerwerte durch ihre Omega-3-Fettsäuren
- Verarbeitetes Fleisch erhöht das Risiko für Herz-Kreislauf-Erkrankungen
- Zwei große Eier enthalten über 12 Gramm Protein bei null Kohlenhydraten
- Mandelmehl enthält nur 2 Gramm Netto-Kohlenhydrate pro Dritteltasse
- Bei Verwendung von Kokosmehl muss die Flüssigkeitsmenge im Rezept um etwa 30% erhöht werden
- Psyllium-Hülsen stabilisieren den Blutzuckerspiegel und eignen sich als Mehlersatz
- Die "Rainbow Bowl" kombiniert verschiedenfarbige Gemüsesorten für eine optimale Nährstoffversorgung
- Die "Schichten-Methode" beim Meal-Prep hält Zutaten länger frisch durch separate Aufbewahrung des Dressings
- Pak Choi eignet sich besonders für asiatisch inspirierte Low-Carb Bowls

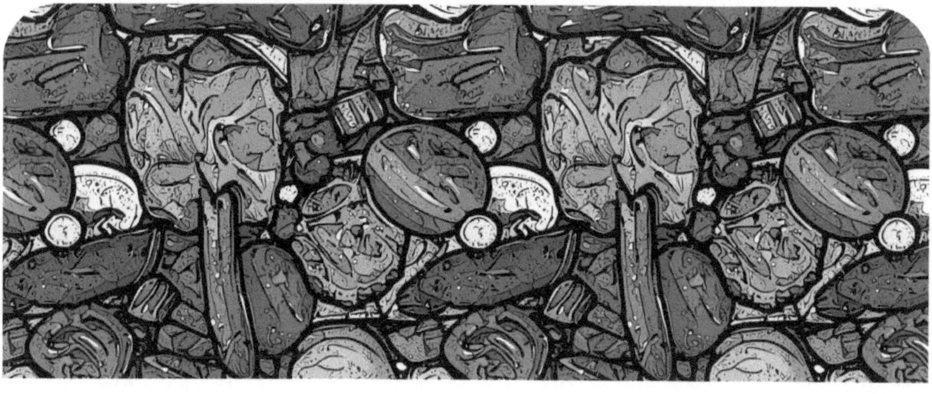

3. 3. Beilagen und Snacks

Wie lässt sich der Übergang zu einer kohlenhydratarmen Ernährung gestalten, ohne auf beliebte Beilagen und Snacks verzichten zu müssen? Welche Alternativen gibt es zu klassischen Kartoffeln, Reis oder herkömmlichem Brot? Diese Fragen beschäftigen viele Menschen, die sich für eine Low-Carb-Ernährung interessieren. Die richtige Auswahl und Zubereitung von Beilagen und Snacks ist entscheidend für den langfristigen Erfolg einer kohlenhydratreduzierten Ernährung. Dabei geht es nicht nur darum, Kohlenhydrate einzusparen, sondern auch darum, nährstoffreiche und sättigende Alternativen zu finden. Von knackigen Gemüsebeilagen über innovative Brotersatz-Varianten bis hin zu zuckerfreien Snacks – die Möglichkeiten sind vielfältiger als oft angenommen. Die folgenden Rezepte und Zubereitungstipps zeigen, wie sich traditionelle Gerichte und Snacks geschmackvoll in eine kohlenhydratarme Ernährung integrieren lassen.

„Geröstetes Gemüse enthält nur 6,03 g Kohlenhydrate pro Portion und ist damit eine ideale Beilage für eine kohlenhydratbewusste Ernährung.“

3. 3. 1. Gemüsebeilagen

Gemüsebeilagen sind ein unverzichtbarer Bestandteil einer ausgewogenen Low-Carb-Ernährung und bieten eine Vielzahl an Möglichkeiten, Mahlzeiten nährstoffreich und schmackhaft zu gestalten. Besonders geröstetes Gemüse erweist sich dabei als vielseitige und beliebte Option, die mit nur 6,03 g Kohlenhydraten pro Portion eine ideale Ergänzung für kohlenhydratbewusste Ernährung darstellt [s114].

Bei der Zubereitung von geröstetem Gemüse ist die richtige Technik entscheidend: Das Gemüse sollte in gleichmäßige Stücke geschnitten und einzeln auf dem Backblech verteilt werden, um ein unerwünschtes Dämpfen zu vermeiden. Beliebte Varianten umfassen Zucchini, Aubergine, Paprika, Blumenkohl, Brokkoli und Rosenkohl [s114]. Ein praktischer Tipp ist es, verschiedenfarbiges Gemüse zu kombinieren, was nicht nur optisch ansprechend ist, sondern auch eine breite Palette an Nährstoffen gewährleistet.

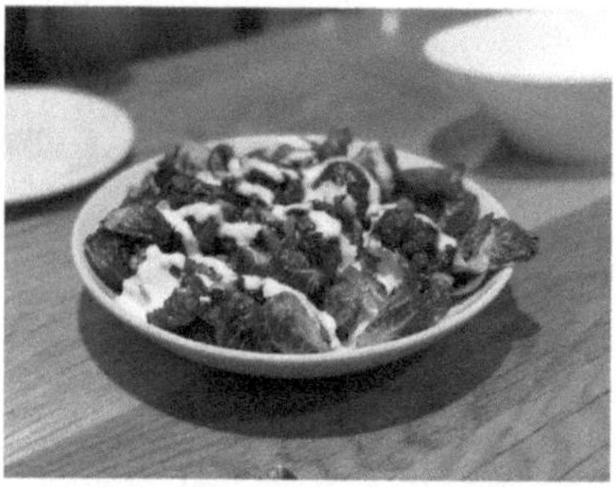

Rosenkohl [i31]

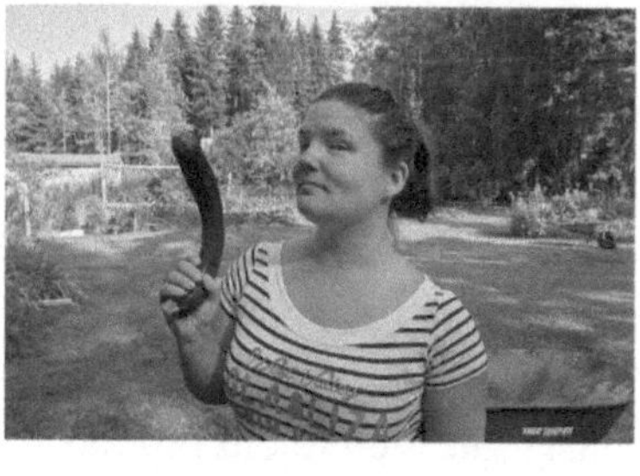

Zucchini [i32]

Besondere Aufmerksamkeit verdient der Rosenkohl als Low-Carb-Beilage, der mit nur 5,2 g Netto-Kohlenhydraten pro Portion überzeugt. Er liefert beachtliche 3,4 g Protein pro 100 g und ist reich an wichtigen Vitaminen und Mineralstoffen wie Vitamin C, K, Folsäure und Mangan [s115]. Eine schmackhafte Variation ist Knoblauch-Kräuter-Rosenkohl, der sich hervorragend als Beilage zu verschiedenen Fleischgerichten eignet [s116].

Für kreative Köche bietet sich die Möglichkeit, verschiedene Gemüsekombinationen zu experimentieren. Eine nährstoffreiche Basis bilden beispielsweise Sellerie, Zwiebeln und Tomaten [s117]. Diese können nach Belieben mit weiteren Gemüsesorten wie Paprika oder Zucchini ergänzt werden. Zur Verfeinerung eignen sich Avocados oder pflanzlicher Sauerrahm als Garnitur [s117].

Eine innovative Alternative zu klassischen Beilagen ist Selleriepüree [s116], das als kohlenhydratarme Alternative zu Kartoffelpüree dient. Bei der Zubereitung sollte man darauf achten, die Sellerieknolle gründlich zu waschen und in gleichmäßige Stücke zu schneiden, um eine cremige Konsistenz zu erreichen. Für die Vorratshaltung eignen sich viele Gemüsebeilagen hervorragend zum Einfrieren oder zur Aufbewahrung im Kühlschrank [s118]. Dies ermöglicht eine effiziente Mahlzeitenplanung und spart Zeit im Alltag. Ein praktischer Tipp ist es, größere Mengen vorzubereiten und portionsweise einzufrieren.

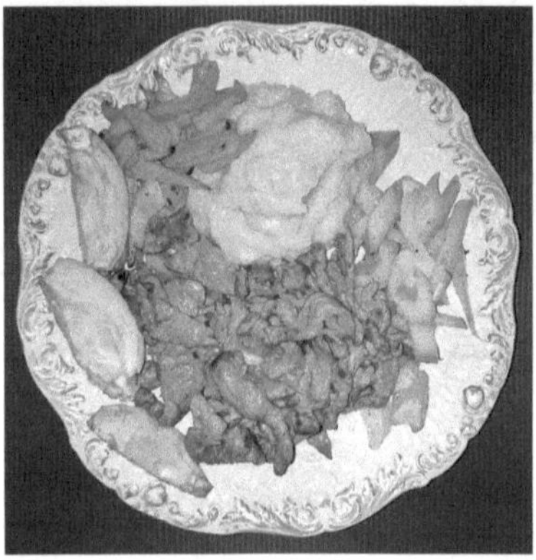

Selleriepüree [i33]

Bei der Kombination verschiedener Gemüsesorten sollte man auf die unterschiedlichen Garzeiten achten. Während robustere Gemüse wie Karotten oder Sellerie längere Garzeiten benötigen, sind zartere Sorten wie Zucchini oder Tomaten schneller gar [s119]. Eine bewährte Methode ist es, das Gemüse nach Garzeit gestaffelt hinzuzufügen. Für eine abwechslungsreiche Gemüsesuppe als Beilage eignen sich besonders Sellerie, Karotten und gelber Kürbis [s120]. Diese Kombination bietet eine ausgewogene Basis, die sich leicht mit zusätzlichen Gewürzen und weiteren Gemüsesorten individualisieren lässt. Die Zubereitung von Gemüsebeilagen sollte stets auf die Erhaltung der Nährstoffe ausgerichtet sein. Schonende Garmethoden wie Dämpfen oder kurzes Anbraten helfen dabei, Vitamine und Mineralstoffe zu bewahren. Ein praktischer Tipp ist es, das Gemüse nur bissfest zu garen, um Textur und Nährwerte optimal zu erhalten.

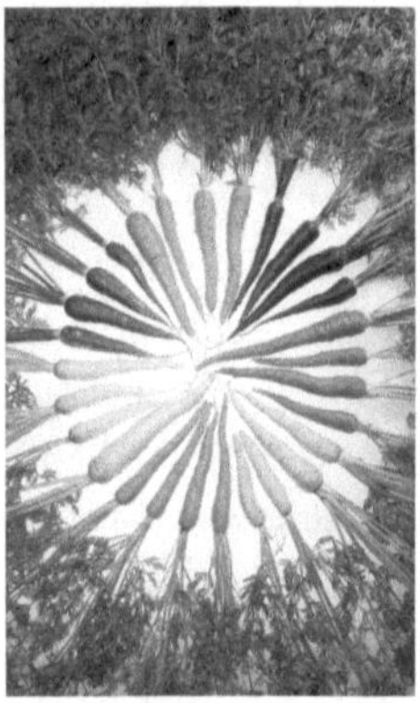

Karotten [i34]

3. 3. 2. Low Carb Brotersatz

Wer auf eine kohlenhydratarme Ernährung umsteigt, vermisst häufig besonders Brot. Doch es gibt mittlerweile viele kreative und schmackhafte Alternativen, die den Verzicht deutlich erleichtern. Diese Brotersatz-Varianten sind nicht nur kohlenhydratarm, sondern oft auch nährstoffreicher als herkömmliches Weizenbrot. Eine beliebte Grundzutat für Low-Carb-Brote ist Mandelmehl, das mit weniger als 5g Netto-Kohlenhydraten pro Scheibe überzeugt [s121]. In Kombination mit Eiern und Backpulver lassen sich daraus verschiedene Brotvarianten herstellen. Besonders praktisch für Single-Haushalte oder als schnelle Lösung zwischendurch ist das "Brot in einer Tasse" - eine Mikrowellen-Variante, die mit nur 5 Zutaten in 90 Sekunden fertig ist [s122].

Für experimentierfreudige Bäcker bietet sich die Möglichkeit, Gemüse-Brote herzustellen. Diese können je nach Geschmack süß oder herzhaft zubereitet werden [s123]. Ein bewährtes Rezept ist beispielsweise Blumenkohlbrot [s124], das sich durch seinen milden Geschmack und seine vielseitige Verwendbarkeit auszeichnet. Zur geschmacklichen Verfeinerung können Nüsse, Beeren oder zuckerfreie Schokoladenstückchen hinzugefügt werden [s123]. Eine besonders innovative Variante ist das sogenannte "Wolkenbrot" [s125], das hauptsächlich aus aufgeschlagenen Eiweißen besteht und dadurch extrem kohlenhydratarm ist. Die luftige Konsistenz macht es zu einer beliebten Alternative für klassische Brötchen zum Frühstück. Für die praktische Vorratshaltung eignen sich die meisten Low-Carb-Brotvarianten hervorragend. Sie können bis zu 4 Monate im Gefrierfach aufbewahrt werden, wobei sich sowohl das Einfrieren ganzer Brote als auch einzelner Scheiben anbietet [s123]. Ein praktischer Tipp ist es, die Scheiben vor dem Einfrieren mit Backpapier zu trennen, um später einzelne Portionen entnehmen zu können. Neben klassischen Brotvarianten gibt es auch kreative Alternativen für spezielle Anwendungen. Für Sandwiches eignen sich beispielsweise große Salatblätter als Wrap-Ersatz [s125]. Wer Pizza

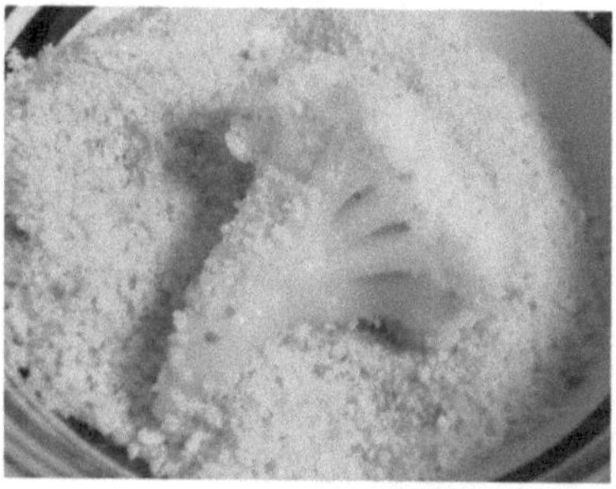

Blumenkohlbrot [i35]

liebt, kann einen Teig aus Käse, Mandelmehl, Ei und Backpulver verwenden [s121]. Diese Variante eignet sich auch hervorragend für Bagels. Für Panaden bieten sich verschiedene Low-Carb-Alternativen an: Gemahlene Schweineschwarte, Mandelmehl, zerdrückte Nüsse oder Psylliumschalen [s121] ergeben eine knusprige Kruste und sind dabei kohlenhydratarm. Bei der Zubereitung sollte man darauf achten, die Panade gut zu würzen, um einen optimalen Geschmack zu erzielen. Ein wichtiger Aspekt bei der Herstellung von Low-Carb-Brotersatz ist die Verwendung hochwertiger Zutaten ohne industrielle Zusatzstoffe [s126]. Dies verbessert nicht nur den Geschmack, sondern auch die Nährstoffaufnahme. Besonders Nüsse und Samen sind dabei wichtige Komponenten, die zusätzlich gesunde Fette und Proteine liefern. Für Menschen, die nicht komplett auf Tortillas verzichten möchten, gibt es reduzierte Kohlenhydrat-Varianten oder solche aus Vollkorn [s124]. Eine innovative Alternative sind auch Käse-Wraps [s124], die sich besonders für herzhafte Füllungen eignen. Die Zubereitung von Low-Carb-Brotersatz kann in verschiedenen Formen erfolgen. Während sich für klassisches Brot eine Kastenform eignet, können für Portionsbrötchen auch Muffinformen verwendet werden [s123]. Dies ermöglicht eine bessere Portionskontrolle und macht die Brötchen ideal für unterwegs.

Glossar

Netto-Kohlenhydrate
Die Menge an Kohlenhydraten, die den Blutzuckerspiegel tatsächlich beeinflussen, berechnet durch Abzug der Ballaststoffe von den Gesamtkohlenhydraten

Psylliumschalen
Ballaststoffreiche Samenschalen des indischen Flohsamens, die als natürliches Bindemittel in Low-Carb-Backwaren verwendet werden und die Verdauung fördern

3. 3. 3. Zuckerfreie Alternativen

Zuckerfreie Alternativen spielen eine zentrale Rolle bei der Low-Carb-Ernährung, da sie helfen, den Verzicht auf zuckerhaltige Lebensmittel zu erleichtern, ohne dabei auf Geschmack verzichten zu müssen. Die richtige Auswahl und Zubereitung dieser Alternativen ist entscheidend für den langfristigen Erfolg der Ernährungsumstellung. Eine ausreichende Flüssigkeitszufuhr von mindestens 2 Litern täglich ist fundamental, wobei nicht nur reines Wasser, sondern auch ungesüßte Getränkevarianten eine wichtige Rolle spielen [s127]. Besonders beliebt sind Variationen wie selbst zubereitete Eistees, die mit frischen Kräutern wie Minze oder Zitronenmelisse aromatisiert werden können. Auch Kaffee und verschiedene Teesorten, verfeinert mit einem Schuss Milch aus der täglichen Milchportion, sind erlaubte Getränke [s127]. Für Menschen mit einer Vorliebe für süße Getränke bieten sich zuckerfreie Alternativen an. Dabei sollte man kreativ sein: Ein erfrischender Drink lässt sich beispielsweise aus stillem Wasser mit frisch gepresster Zitrone, Gurkenscheiben und Minzblättern zubereiten. Diese Kombination bietet nicht nur Geschmack, sondern auch zusätzliche Vitamine und Mineralstoffe. Bei der Zubereitung von Desserts und Süßspeisen können zuckerfreie Sirups eine wichtige Rolle spielen [s127]. Diese eignen sich hervorragend zur Verfeinerung von Naturjoghurt oder Quark. Ein praktischer Tipp ist es, verschiedene Geschmacksrichtungen zu kombinieren – beispielsweise Vanille-Sirup mit frischen Beeren und gehackten Nüssen, was eine ausgewogene Mischung aus Süße, Fruchtigkeit und Crunch ergibt. Für den kleinen Hunger zwischendurch gibt es eine Vielzahl an zuckerfreien Snack-Optionen [s128]. Besonders praktisch sind gekochte Eier, die sich gut vorbereiten und mitnehmen lassen. Eine weitere schmackhafte Alternative sind Nüsse, die nicht nur sättigen, sondern auch wichtige gesunde Fette und Proteine liefern. Bei der Auswahl sollte man auf ungesalzene und ungeröstete Varianten achten, um zusätzliche Kalorien zu vermeiden. Ein besonders beliebter zuckerfreier Snack ist die Kombination aus dunkler Schokolade (mit hohem Kakaoanteil) und frischen Früchten [s128]. Dabei sollte man auf Früchte mit niedrigem Zuckergehalt wie Beeren zurückgreifen. Die Bitterstoffe der dunklen Schokolade können dabei helfen, Heißhungerattacken zu reduzieren. Für die Zubereitung von Salaten und anderen Gerichten sollten fertige Dressings vermieden werden, da diese oft versteckte Zucker enthalten [s127]. Stattdessen empfiehlt sich die

Verwendung von naturbelassenen Alternativen wie Zitronensaft und verschiedenen Essig-Sorten. Ein selbst gemachtes Dressing aus Olivenöl, Balsamico-Essig und frischen Kräutern ist nicht nur geschmacklich überzeugend, sondern auch frei von versteckten Kohlenhydraten. Protein-Shakes lassen sich hervorragend mit Nussbutter aufwerten [s128]. Diese Kombination liefert nicht nur wichtige Nährstoffe, sondern schmeckt auch cremig und sättigend. Ein praktischer Tipp ist es, die Shakes mit Eiswürfeln zu mixen, was eine erfrischende Konsistenz ergibt und gleichzeitig den Geschmack intensiviert. Eine weitere kreative Option ist die Zubereitung von Gemüse-Dips auf Avocado-Basis [s128]. Diese lassen sich vielseitig würzen und eignen sich perfekt als Begleitung zu Gemüsesticks. Die gesunden Fette der Avocado unterstützen dabei die Aufnahme fettlöslicher Vitamine aus dem Gemüse.

Glossar

Balsamico-Essig

Ein dunkler, süßlich-würziger Essig aus Italien, der durch langjährige Reifung von Traubenmost in verschiedenen Holzfässern entsteht. Enthält von Natur aus Fruchtzucker, aber durch die geringe Verwendungsmenge ist der Kohlenhydratgehalt pro Portion minimal.

Zusammenfassung - 3. 3. Beilagen und Snacks

- Geröstetes Gemüse enthält nur 6,03 g Kohlenhydrate pro Portion und ist eine ideale Low-Carb Beilage
- Rosenkohl liefert beachtliche 3,4 g Protein pro 100 g bei nur 5,2 g Netto-Kohlenhydraten
- Selleriepüree dient als innovative kohlenhydratarme Alternative zu Kartoffelpüree
- Mandelmehl-basierte Brote enthalten weniger als 5g Netto-Kohlenhydrate pro Scheibe
- Das "Brot in einer Tasse" lässt sich mit nur 5 Zutaten in 90 Sekunden in der Mikrowelle zubereiten
- "Wolkenbrot" aus aufgeschlagenen Eiweißen ist eine extrem kohlenhydratarme Brotvariante
- Low-Carb Brote bleiben bis zu 4 Monate im Gefrierfach haltbar
- Gemahlene Schweineschwarte und Psylliumschalen eignen sich als kohlenhydratarme Panaden
- Käse-Wraps bieten eine innovative Alternative zu klassischen Tortillas
- Die Kombination aus dunkler Schokolade und Beeren kann Heißhungerattacken reduzieren
- Protein-Shakes mit Nussbutter liefern wichtige Nährstoffe und eine cremige Konsistenz

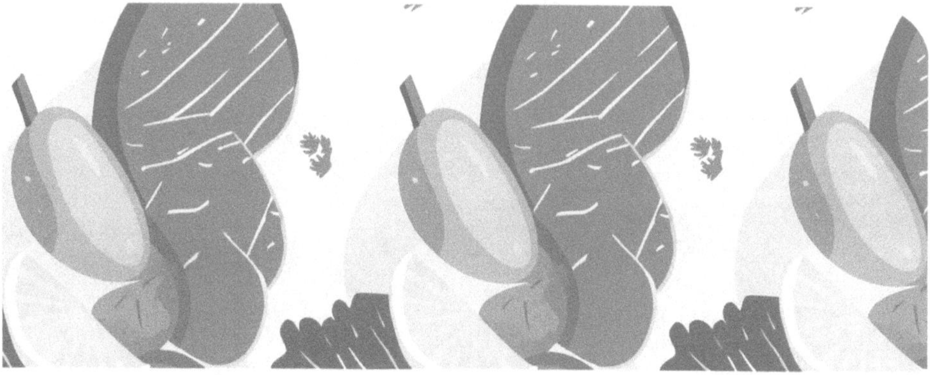

Rückblick - 3. Rezepte und Ernährungspläne

- Ein kohlenhydratarmes Frühstück mit Eiern, Tofu oder Tempeh liefert nur 200-300 Kalorien bei 3-6g Kohlenhydraten pro Portion.
- Shakshuka mit pochierten Eiern in Tomatensauce enthält lediglich 142 Kalorien und 8g Kohlenhydrate.
- Protein-Smoothies mit Molkenprotein-Isolat bieten 25g Protein ohne Kohlenhydrate pro 30g Portion.
- Roll-Ups aus Putenbrust oder Schinken enthalten nur 1,4g Netto-Kohlenhydrate pro Portion.
- Rosenkohl überzeugt als Low-Carb-Beilage mit 5,2g Netto-Kohlenhydraten und 3,4g Protein pro 100g.
- Mandelmehl-basierte Brotersatz-Varianten kommen auf weniger als 5g Netto-Kohlenhydrate pro Scheibe.
- Das "Brot in einer Tasse" ist mit nur 5 Zutaten in 90 Sekunden in der Mikrowelle fertig.
- Wolkenbrot aus aufgeschlagenen Eiweißen ist extrem kohlenhydratarm und bis zu 4 Monate gefriertauglich.
- Psyllium-Hülsen eignen sich als Bindemittel für Low-Carb-Backwaren und stabilisieren den Blutzuckerspiegel.
- Selbstgemachte Protein-Energie-Riegel liefern 6g Protein bei moderaten 14g Kohlenhydraten pro Portion.
- Während diese Rezepte und Ernährungspläne die Grundlage für eine erfolgreiche Low-Carb-Ernährung bilden, entscheidet letztlich die konsequente Umsetzung über den langfristigen Erfolg - mehr dazu im nächsten Kapitel.

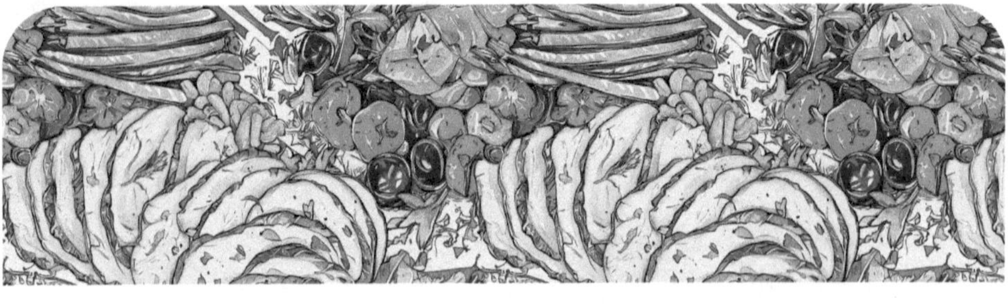

4. Erfolgreich durchhalten

Der Weg zu einem gesünderen Lebensstil durch Low-Carb-Ernährung ist mehr als nur eine vorübergehende Diät - er erfordert Ausdauer, Wissen und die richtigen Strategien. Doch was macht den Unterschied zwischen kurzfristigem Erfolg und nachhaltiger Veränderung? Wie gelingt es, auch in herausfordernden Phasen motiviert zu bleiben? Die Integration einer kohlenhydratreduzierten Ernährung in den Alltag wirft viele Fragen auf: Wie setze ich mir realistische Ziele? Welche Rolle spielt Bewegung bei der Gewichtsreduktion? Und wie gehe ich mit sozialen Situationen um, in denen kohlenhydratreiche Speisen allgegenwärtig sind? Wissenschaftliche Erkenntnisse zeigen, dass der Erfolg einer Ernährungsumstellung maßgeblich von der richtigen Balance zwischen Ernährung, Bewegung und mentaler Einstellung abhängt. Dabei spielen sowohl die systematische Dokumentation der eigenen Fortschritte als auch die Unterstützung durch das soziale Umfeld eine zentrale Rolle. In diesem Kapitel erfahren Sie evidenzbasierte Strategien, wie Sie Ihre Low-Carb-Ernährung langfristig und erfolgreich in Ihren Lebensstil integrieren können. Von der Überwindung von Gewichtsplateaus bis hin zur Etablierung nachhaltiger Gewohnheiten - hier finden Sie praktische Werkzeuge für Ihren persönlichen Erfolgsweg. Die Kunst des Durchhaltens liegt nicht in der perfekten Umsetzung, sondern in der Fähigkeit, aus Rückschlägen zu lernen und den eigenen Weg kontinuierlich anzupassen. Lassen Sie uns gemeinsam erkunden, wie Sie diese Herausforderung meistern können.

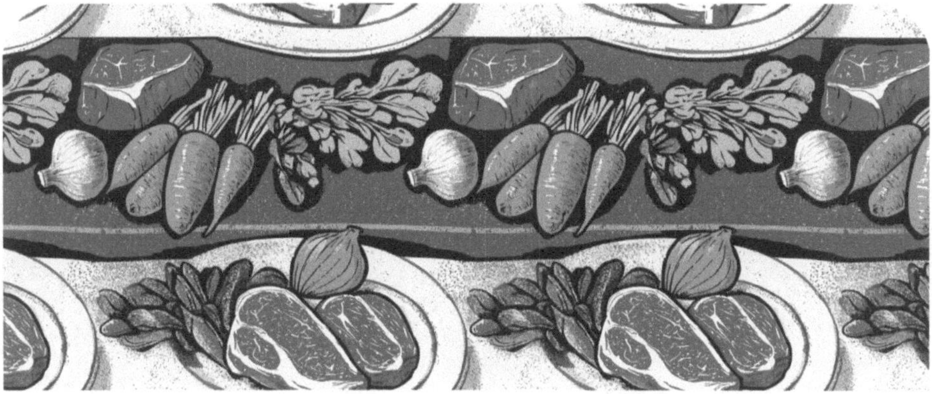

4. 1. Motivation und Ziele

Warum fällt es vielen Menschen so schwer, ihre Ernährungsgewohnheiten langfristig umzustellen? Wie können wir unsere anfängliche Motivation aufrechterhalten, wenn erste Hindernisse auftauchen? Diese Fragen beschäftigen nicht nur Anfänger einer Low-Carb-Ernährung, sondern auch erfahrene Ernährungsumsteller in schwierigen Phasen. Die Wissenschaft zeigt, dass der Erfolg einer Ernährungsumstellung zu einem großen Teil von psychologischen Faktoren abhängt. Neben dem reinen Wissen über gesunde Ernährung spielen vor allem die richtige Zielsetzung und das systematische Verfolgen der eigenen Fortschritte eine entscheidende Rolle. Gerade bei einer Low-Carb-Ernährung, die oft einen deutlichen Bruch mit gewohnten Essmustern darstellt, ist es wichtig zu verstehen, wie wir unsere Motivation gezielt stärken und aufrechterhalten können. Welche konkreten Strategien dabei helfen und wie Sie typische Stolperfallen vermeiden, erfahren Sie in diesem Kapitel. Die folgenden Abschnitte zeigen Ihnen wissenschaftlich fundierte Methoden, mit denen Sie Ihre Ernährungsumstellung nicht nur beginnen, sondern auch langfristig durchhalten können - selbst wenn der anfängliche Enthusiasmus nachlässt.

> *„Eine gesunde und nachhaltige Gewichtsreduktion sollte zwischen 0,5 und 1 Kilogramm pro Woche betragen.“*

4. 1. 1. Realistische Gewichtsziele

Realistische Gewichtsziele sind der Schlüssel zum langfristigen Erfolg bei der Gewichtsabnahme. Wissenschaftliche Studien zeigen übereinstimmend, dass eine gesunde und nachhaltige Gewichtsreduktion zwischen 0,5 und 1 Kilogramm pro Woche betragen sollte [s129] [s130]. Schnellere Gewichtsverluste, wie beispielsweise 9 Kilogramm in einem Monat, mögen verlockend erscheinen, sind aber meist nicht nachhaltig und können sogar gesundheitsschädlich sein. Ein moderater Gewichtsverlust von 5-10% des Ausgangsgewichts kann bereits bedeutende gesundheitliche Vorteile bringen [s131]. Stellen Sie sich vor, Sie wiegen 90 Kilogramm - schon eine Reduktion um 4,5 Kilogramm könnte Ihre Gesundheit spürbar verbessern. Besonders interessant ist die Erkenntnis, dass bereits ein Gewichtsverlust von nur 3% des Körpergewichts das Risiko von Komplikationen im Zusammenhang mit Übergewicht deutlich senken kann [s132]. Für einen nachhaltigen Gewichtsverlust ist ein tägliches Kaloriendefizit von 500-700 Kalorien empfehlenswert [s133]. Dies könnte in der Praxis bedeuten, dass Sie beispielsweise auf das tägliche Croissant zum Frühstück verzichten (etwa 400 Kalorien) und einen 30-minütigen Spaziergang einlegen (circa 150 Kalorien Verbrauch). Erste sichtbare Ergebnisse können Sie dabei nach 10 bis 21 Tagen erwarten. Ein wichtiger Aspekt beim Setzen realistischer Ziele ist die Anpassungsfähigkeit. Adaptive Ziele, die sich im Laufe der Zeit verändern, haben sich als vorteilhafter erwiesen als starre Zielvorgaben [s134]. Wenn Sie beispielsweise ihr erstes Ziel von 5% Gewichtsverlust erreicht haben, können Sie ein neues, herausforderndes Ziel setzen. Dabei ist es hilfreich, den Gewichtsverlust in kleinere, erreichbare Etappenziele aufzuteilen [s130]. Die Forschung zeigt deutlich, dass das Tracking des eigenen Verhaltens und Fortschritts den Erfolg erheblich steigert [s130]. Führen Sie ein Ernährungstagebuch, wiegen Sie sich regelmäßig - idealerweise immer zur gleichen Tageszeit - und dokumentieren Sie Ihre Fortschritte. Nutzen Sie dabei auch moderne Technologien wie Fitness-Apps oder Smart-Watches. Beachten Sie, dass Gewichtsverlust nicht linear verläuft [s133]. Es wird Phasen geben, in denen die Waage stagniert oder sogar leicht nach oben zeigt. Dies ist völlig normal und kein Grund zur Sorge. Konzentrieren Sie sich in solchen Phasen besonders auf die sogenannten "Nicht-Waagen-Siege" (NSVs) [s133]: verbesserte Energie, besserer Schlaf oder Kleidung, die lockerer sitzt. Intensive

Lebensstilinterventionen mit regelmäßiger Nachverfolgung haben sich als besonders erfolgreich erwiesen [s135]. Suchen Sie sich Unterstützung, sei es durch Familie und Freunde oder durch professionelle Hilfe wie Ernährungsberater. Diese können Ihnen helfen, einen individuellen Ernährungsplan zu entwickeln und realistische Ziele zu setzen [s135]. Die Herausforderung liegt oft nicht im initialen Gewichtsverlust, sondern in der langfristigen Gewichtserhaltung [s136]. Studien zeigen, dass viele Menschen zu ihren alten Essgewohnheiten zurückkehren. Deshalb ist es wichtig, sich auf nachhaltige Lebensstiländerungen zu konzentrieren, anstatt auf kurzfristige Diäten. Entwickeln Sie neue, gesunde Gewohnheiten wie langsames, achtsames Essen und regelmäßige Bewegung [s132]. Vergessen Sie nicht: Gesundheit ist ein vielschichtiges Konzept, das über das reine Körpergewicht hinausgeht [s129]. Menschen können bei unterschiedlichen Gewichten gesund sein. Konzentrieren Sie sich darauf, einen gesunden Lebensstil zu entwickeln, der zu Ihnen passt und den Sie langfristig aufrechterhalten können. Setzen Sie sich realistische Ziele, die Raum für Flexibilität und gelegentliche Ausnahmen lassen [s131].

Glossar

NSV

Non-Scale Victory - Erfolge jenseits der Waage, wie zum Beispiel bessere Ausdauer beim Treppensteigen oder ein verringerter Taillenumfang

4. 1. 2. Fortschritte dokumentieren

Das systematische Dokumentieren der eigenen Fortschritte ist ein wesentlicher Erfolgsfaktor bei der Low-Carb-Ernährungsumstellung. Wissenschaftliche Erkenntnisse zeigen, dass Menschen, die ihre Fortschritte regelmäßig und detailliert aufzeichnen, deutlich erfolgreicher bei der Gewichtsreduktion sind [s137]. Die Dokumentation schafft nicht nur Transparenz über die eigene Entwicklung, sondern wirkt auch stark motivierend.

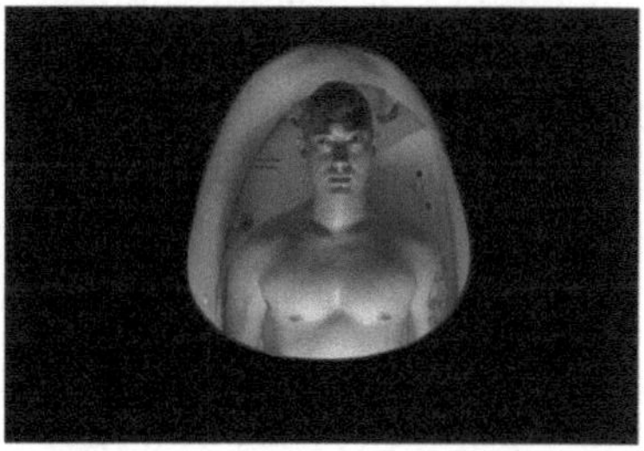

Körperzusammensetzung [i36]

Eine umfassende Fortschrittsdokumentation geht dabei weit über das reine Körpergewicht hinaus. Besonders wertvoll ist die Erfassung der Körperzusammensetzung, da sie wichtige Einblicke in die Qualität der Gewichtsreduktion gibt [s138]. Während eine normale Waage nicht zwischen Muskel- und Fettmasse unterscheiden kann, helfen spezielle Körperanalysegeräte oder regelmäßige Umfangmessungen dabei, den Erhalt der wertvollen Muskelmasse während der Diät zu überwachen. Praktisch bedeutet dies, dass Sie neben dem morgendlichen Wiegen auch wöchentliche Messungen an definierten Körperstellen wie Taille, Hüfte und Oberarmen durchführen sollten. Die Visualisierung der Fortschritte spielt eine zentrale Rolle bei der Motivation [s137]. Erstellen Sie beispielsweise eine Fortschrittswand in Ihrem Schlafzimmer, auf der Sie Vorher-Nachher-Fotos, Ihre Gewichtskurve und erreichte Meilensteine dokumentieren. Eine kreative Möglichkeit ist auch das "Glas-System": Für jedes verlorene Pfund legen Sie eine Murmel in ein "Erfolgs-Glas" - eine visuelle Erinnerung an Ihre bisherigen Erfolge. Die sozialen Medien haben sich als wertvolles Werkzeug zur Fortschrittsdokumentation erwiesen [s139]. Das Teilen der eigenen Journey in entsprechenden Online-Communities oder auf Instagram kann zusätzliche Motivation und Unterstützung generieren. Viele Menschen berichten, dass die positive Resonanz und der Austausch mit Gleichgesinnten ihnen geholfen haben, auch schwierige Phasen zu überstehen. Erstellen Sie beispielsweise einen privaten Blog oder ein Fitness-Tagebuch auf sozialen Plattformen. Ein oft unterschätzter Aspekt der Fortschrittsdokumentation ist die Aufzeichnung des emotionalen

Wohlbefindens. Führen Sie ein "Erfolgsjournal", in dem Sie neben den messbaren Daten auch Ihre Stimmung, Energielevel und persönliche Erfolgsmomente festhalten. Dies können kleine Siege sein wie: "Heute zum ersten Mal die Treppe ohne Außer-Atem-Sein geschafft" oder "Kompliment von Kollegen über mein verändertes Aussehen erhalten". Die technische Unterstützung durch Apps und Tracking-Tools macht die Fortschrittsdokumentation heute einfacher denn je. Moderne Apps ermöglichen nicht nur die Aufzeichnung von Gewicht und Maßen, sondern auch die Analyse von Ernährungsmustern, Aktivitätsniveau und Schlafqualität. Wählen Sie eine App, die Ihren Bedürfnissen entspricht und die Sie konsequent nutzen können. Ein wichtiger Aspekt ist auch die regelmäßige Überprüfung und Anpassung der Dokumentation. Etablieren Sie feste Routinen für Ihre Messungen und Aufzeichnungen, beispielsweise jeden Montagmorgen eine umfassende Körperanalyse und tägliche kurze Notizen zu Ernährung und Befinden. Die Regelmäßigkeit ist hier wichtiger als die Häufigkeit. Die Einbindung des sozialen Umfelds in die Fortschrittsdokumentation kann sehr motivierend wirken [s139]. Finden Sie einen "Accountability Partner" - eine Person, der Sie regelmäßig von Ihren Fortschritten berichten. Dies könnte ein Freund sein, der ähnliche Ziele verfolgt, oder ein Familienmitglied, das Sie unterstützt. Vereinbaren Sie regelmäßige Check-ins, bei denen Sie Ihre Fortschritte besprechen und sich gegenseitig motivieren. Besonders in Plateauphasen, wo die Waage stillsteht, ist es wichtig, auch kleine Fortschritte zu würdigen und zu dokumentieren. Fotografieren Sie beispielsweise alte Kleidungsstücke, die nun zu groß sind, oder halten Sie fest, wie sich Ihre Ausdauer beim Sport verbessert hat. Diese "Nicht-Waagen-Erfolge" sind wichtige Motivatoren und zeigen, dass sich Ihr Körper positiv verändert, auch wenn dies nicht immer sofort auf der Waage sichtbar ist. Die Dokumentation sollte auch Rückschläge und Herausforderungen einschließen. Dies hilft nicht nur bei der Identifikation von Triggern und problematischen Verhaltensmustern, sondern macht die Aufzeichnungen auch authentisch und nachvollziehbar. Nutzen Sie Rückschläge als Lernerfahrungen und dokumentieren Sie, welche Strategien Ihnen geholfen haben, wieder auf Kurs zu kommen.

Glossar

Accountability Partner

Eine Person, die als Begleiter und Unterstützer bei der Zielerreichung dient und regelmäßig den Fortschritt überprüft. Der Begriff stammt aus dem Coaching-Bereich und bedeutet wörtlich übersetzt 'Verantwortlichkeitspartner'.

Trigger

Auslösende Reize oder Situationen, die bestimmte Verhaltensweisen oder emotionale Reaktionen hervorrufen. Im Kontext von Ernährung können dies zum Beispiel Stress, bestimmte Tageszeiten oder soziale Situationen sein.

4. 1. 3. Low Carb Hindernisse überwinden

Bei der Umstellung auf eine Low-Carb-Ernährung können verschiedene Hindernisse auftreten, die mit der richtigen Strategie jedoch gut zu bewältigen sind. Eine der größten Herausforderungen ist häufig die anfängliche Umstellungsphase, in der der Körper lernt, sich von Fetten statt Kohlenhydraten zu ernähren [s140]. Um diese Phase zu erleichtern, empfiehlt sich eine schrittweise Reduktion der Kohlenhydrate, statt diese abrupt wegzulassen. Die mentale Einstellung spielt eine zentrale Rolle bei der Überwindung von Hindernissen. Ein positiver Mindset und die Entwicklung von Selbstmitgefühl sind entscheidend für den langfristigen Erfolg [s141]. Statt sich bei Rückschlägen mit Vorwürfen zu belasten, ist es wichtig, diese als normale Teil der Veränderung zu akzeptieren. Praktisch bedeutet dies, sich jeden Abend drei Dinge aufzuschreiben, die an diesem Tag gut gelaufen sind – auch wenn es nur kleine Erfolge waren. Heißhungerattacken, besonders auf kohlenhydratreiche Lebensmittel, stellen eine weitere häufige Hürde dar [s140]. Eine bewährte Strategie ist es, alternative Low-Carb-Versionen beliebter Gerichte zu finden. Statt beispielsweise klassischer Pasta können Zucchini-Nudeln verwendet werden, oder statt Kartoffelpüree ein Blumenkohlpüree. Halten Sie diese Alternativen stets vorrätig, um in Heißhungersituationen gewappnet zu sein. Soziale Situationen können besonders herausfordernd sein. Die Lösung liegt in guter Vorbereitung [s140]. Informieren Sie sich vor Restaurantbesuchen über das Menü und planen Sie Ihre Auswahl im Voraus. Bei privaten Einladungen können Sie anbieten, eine Low-Carb-freundliche Speise beizusteuern. Dies gibt Ihnen die Sicherheit, mindestens eine passende Option zu haben. Gewichtsplateaus können besonders frustrierend sein [s142]. Eine Teilnehmerin berichtete, wie sie solche Phasen durch die Integration von intermittierendem Fasten und Anpassungen im Trainingsplan überwand. Wichtig ist es, in solchen Phasen nicht aufzugeben, sondern kreativ nach Lösungen zu suchen. Führen Sie ein detailliertes Ernährungstagebuch, um mögliche versteckte Kohlenhydratquellen zu identifizieren. Die Unterstützung durch das soziale Umfeld ist ein wichtiger Erfolgsfaktor [s142]. Suchen Sie sich Gleichgesinnte, sei es in lokalen Gruppen oder Online-Communities. Der Austausch von Erfahrungen, Rezepten und gegenseitige Ermutigung können entscheidend sein, um Durststrecken zu überwinden. Für die langfristige Motivation ist es wichtig, die tieferen Gründe für die Ernährungsumstellung zu kennen [s141]. Formulieren Sie Ihre Ziele nach dem SMART-Prinzip (Spezifisch, Messbar, Attraktiv, Realistisch, Terminiert) und visualisieren Sie diese. Erstellen Sie beispielsweise eine Vision-Board mit Bildern und Affirmationen, die Sie täglich an Ihre Motivation erinnern. Die Entwicklung gesunder Bewältigungsmechanismen ist essentiell [s143]. Statt in stressigen Situationen zu kohlenhydratreichen Comfort-Foods zu greifen, können alternative Strategien wie Meditation, Yoga oder ein Spaziergang helfen. Erstellen Sie eine Liste mit mindestens fünf stress-reduzierenden Aktivitäten, die Sie jederzeit abrufen können. Das Feiern kleiner Erfolge ist ein wichtiger Motivator [s143]. Belohnen Sie sich für erreichte Meilensteine – aber nicht mit Essen. Kaufen Sie sich beispielsweise neue Sportkleidung, gönnen Sie sich eine Massage oder planen Sie einen Ausflug. Diese positiven Verstärker helfen, die neue Ernährungsweise langfristig beizubehalten.

Glossar

Mindset

Die grundlegende Denkweise und Geisteshaltung einer Person, die bestimmt, wie sie Situationen interpretiert und auf Herausforderungen reagiert. Kann entweder fest (fixed) oder wachstumsorientiert (growth) sein.

SMART-Prinzip

Eine Methode zur Zielsetzung, die auch in der Projektplanung und im Management verwendet wird. Die Buchstaben stehen für Specific (spezifisch), Measurable (messbar), Achievable (erreichbar), Relevant (relevant) und Time-bound (zeitlich begrenzt).

Vision-Board

Eine kreative Collage aus Bildern, Texten und Symbolen, die persönliche Ziele und Wünsche visuell darstellt. Wird in der Persönlichkeitsentwicklung eingesetzt, um Ziele greifbarer zu machen und das Unterbewusstsein zu programmieren.

Zusammenfassung - 4. 1. Motivation und Ziele

- Ein moderater Gewichtsverlust von 5-10% des Ausgangsgewichts bringt bereits bedeutende gesundheitliche Vorteile
- Bereits 3% Gewichtsverlust können das Risiko von Übergewichtskomplikationen deutlich senken
- Ein tägliches Kaloriendefizit von 500-700 Kalorien ist für nachhaltigen Gewichtsverlust optimal
- Adaptive, flexible Ziele erweisen sich als vorteilhafter als starre Zielvorgaben
- Menschen mit systematischer Fortschrittsdokumentation sind nachweislich erfolgreicher bei der Gewichtsreduktion
- Die Körperzusammensetzung gibt wichtigere Einblicke als das reine Körpergewicht
- Soziale Medien und Online-Communities steigern nachweislich die Erfolgsquote durch gegenseitige Motivation
- Die schrittweise Reduktion der Kohlenhydrate ist erfolgreicher als ein abrupter Verzicht
- Gewichtsplateaus können durch Integration von intermittierendem Fasten überwunden werden
- Die Entwicklung von Selbstmitgefühl ist wissenschaftlich belegt entscheidend für den langfristigen Erfolg
- Alternative Stressreduktionsstrategien wie Meditation sind effektiver als kohlenhydratreiche Comfort-Foods

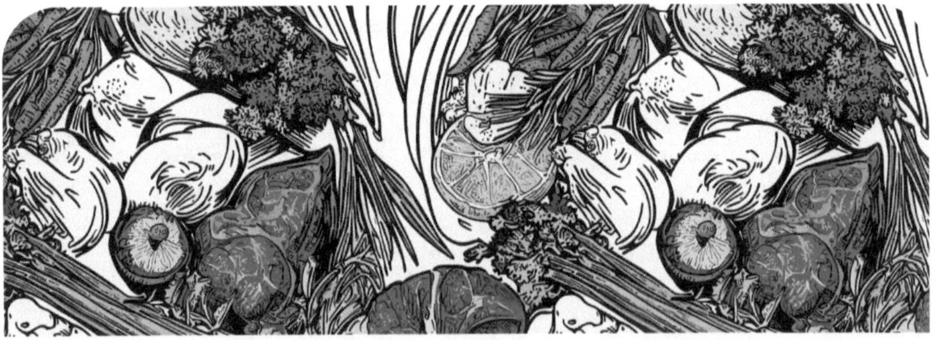

4. 2. Sport und Bewegung

Wie lässt sich körperliche Aktivität optimal mit einer kohlenhydratarmen Ernährung verbinden? Welche Rolle spielt Bewegung überhaupt beim Abnehmen mit Low Carb? Und wie können Sie Ihr Training so gestalten, dass es Ihre Diät unterstützt statt sie zu sabotieren? Die Kombination von Sport und Low-Carb-Ernährung erfordert durchdachte Strategien, da der Körper seine Energiegewinnung umstellen muss. Von der richtigen Trainingsintensität über die Abstimmung der Mahlzeiten bis hin zur Integration von Bewegung in den Alltag – viele Faktoren beeinflussen den Erfolg. Die folgenden Abschnitte zeigen Ihnen evidenzbasierte Methoden, wie Sie Bewegung und Ernährung optimal aufeinander abstimmen können.

> *„Die Anpassungsphase für eine effiziente Fettverbrennung bei Low-Carb-Ernährung dauert etwa zwei bis drei Monate, wobei bereits nach fünf Tagen Training eine erhöhte Fettverbrennungskapazität in den Muskeln festgestellt werden kann.“*

4. 2. 1. Low Carb Trainingsempfehlungen

Bei der Kombination von Low-Carb-Ernährung und Training ist eine sorgfältige Planung essentiell, da der Körper sich zunächst an die veränderte Energiebereitstellung gewöhnen muss. Die Anpassungsphase, auch als metabolische Flexibilität bezeichnet, dauert etwa zwei bis drei Monate, wobei mindestens sechs Wochen erforderlich sind, um eine effiziente Fettverbrennung zu erreichen [s144]. Interessanterweise kann bereits nach fünf Tagen Training unter kohlenhydratarmer Ernährung eine erhöhte Fettverbrennungskapazität in den Muskeln festgestellt werden [s145]. Für Einsteiger empfiehlt sich ein sanfter Start ins Training. Beginnen Sie beispielsweise mit drei 30-minütigen Trainingseinheiten pro Woche und steigern Sie Intensität und Umfang allmählich. Wählen Sie dabei Aktivitäten, die Ihnen Freude bereiten - sei es Schwimmen, Radfahren oder Krafttraining im Fitnessstudio [s144]. Ein moderates Ausdauertraining im aeroben Bereich eignet sich besonders gut für die Anfangsphase, da hier primär Fette als Energiequelle genutzt werden. Die Flüssigkeits- und Elektrolytversorgung spielt eine zentrale Rolle. Trinken Sie etwa eine Stunde vor dem Training 350-470 ml Wasser oder ungesüßtes Kokoswasser [s144]. Achten Sie besonders auf die Kaliumzufuhr, da dieser Elektrolyt bei kohlenhydratarmer Ernährung schwerer zu erhalten ist. Praktische Kaliumquellen sind beispielsweise Avocados, Spinat oder Lachs. Für fortgeschrittene Sportler kann das Konzept des carb_cycling eine sinnvolle Strategie darstellen [s146]. Dabei wird die Kohlenhydratzufuhr an den Trainingsplan angepasst: An Tagen mit intensivem Training werden mehr Kohlenhydrate konsumiert, an trainingsfreien oder weniger intensiven Tagen weniger. Ein Beispiel: An einem Tag mit High-Intensity-Intervall-Training (HIIT) könnte die Kohlenhydratmenge bei 100-150g liegen, während sie an Ruhetagen auf 20-50g reduziert wird. Die Ernährung vor und nach dem Training verdient besondere Aufmerksamkeit. Ein kleiner Snack von 100-200 Kalorien etwa eine Stunde vor dem Training kann die Leistungsfähigkeit unterstützen [s144]. Geeignete Optionen sind beispielsweise zwei hartgekochte Eier oder ein Esslöffel Mandelbutter. Nach dem Training sollten Sie innerhalb von 30 Minuten proteinreiche Lebensmittel zu sich nehmen, um die Regeneration zu optimieren [s144]. Beachten Sie, dass hochintensive Übungen unter strikt kohlenhydratarmer Ernährung zunächst schwerer fallen können [s145]. Dies ist normal und Teil des Anpassungsprozesses. Nach einer zwei- bis dreiwöchigen Phase mit minimaler Kohlenhydrataufnahme stellt sich der Körper auf erhöhte Ketonkonzentrationen im Blut ein [s145]. Während dieser Zeit sollten Sie besonders aufmerksam auf Ihre Körpersignale achten und gegebenenfalls die Trainingsintensität anpassen. Für Kraftsportler ist zu beachten, dass Kohlenhydrate beim Muskelaufbau und -erhalt eine wichtige Rolle spielen [s147]. Wenn Muskelaufbau Ihr primäres Ziel ist, sollten Sie in Erwägung ziehen, zumindest an Trainingstagen eine moderate Menge komplexer Kohlenhydrate zu konsumieren. Diese können beispielsweise aus Süßkartoffeln, Quinoa oder Haferflocken stammen. Ein individualisierter und periodisierter Ansatz zur Nährstoffverfügbarkeit während des Trainings hat sich als besonders effektiv erwiesen [s145]. Führen Sie ein Trainings- und Ernährungstagebuch, um Ihre persönliche Reaktion auf verschiedene Trainingsintensitäten und Kohlenhydratmengen zu dokumentieren. Dies ermöglicht es Ihnen, Ihre Ernährungsstrategie optimal an Ihre Trainingsziele und individuellen Bedürfnisse anzupassen.

Glossar

High-Intensity-Intervall-Training
Eine Trainingsmethode, bei der sich sehr intensive Belastungsphasen mit kurzen Erholungspausen abwechseln, was den Stoffwechsel besonders stark ankurbelt

Metabolische Flexibilität
Die Fähigkeit des Körpers, effizient zwischen verschiedenen Energiequellen (Fette und Kohlenhydrate) zu wechseln und diese je nach Verfügbarkeit optimal zu nutzen

4. 2. 2. Ernährung und Training abstimmen

Die optimale Abstimmung von Ernährung und Training ist ein komplexer, aber entscheidender Faktor für den Erfolg einer Low-Carb-Diät. Ein individualisierter Ansatz, der die persönlichen Bedürfnisse und Ziele berücksichtigt, hat sich dabei als besonders effektiv erwiesen [s148]. Die Zusammenarbeit mit Experten wie Personal Trainern und Ernährungsberatern kann helfen, ein maßgeschneidertes Programm zu entwickeln, das sowohl die Trainingsintensität als auch die Ernährungsweise optimal aufeinander abstimmt. Besonders interessant ist die Kombination von Low-Carb-Ernährung mit intermittierendem Fasten, da beide Ansätze synergistisch wirken und die ketose fördern [s149]. Um diese Kombination erfolgreich umzusetzen, sollten Sie beispielsweise Ihre Trainingseinheiten in die Fastenperioden legen, wo der Körper verstärkt auf die Fettverbrennung zurückgreift. Achten Sie dabei besonders auf eine ausreichende Protein- und Ballaststoffzufuhr in den Essensfenstern, um die Regeneration zu unterstützen und Heißhungerattacken zu vermeiden. Für Frauen spielt der Menstruationszyklus eine wichtige Rolle bei der Abstimmung von Training und Ernährung [s150]. In der follikulären Phase, die direkt nach der Menstruation beginnt, ist der Körper besonders effizient in der Nutzung gespeicherter Kohlenhydrate. Diese Phase eignet sich hervorragend für intensiveres Training. Sie könnten beispielsweise in dieser Zeit Ihre hiit-Einheiten oder Krafttraining mit höheren Gewichten einplanen. In der Lutealphase hingegen, etwa 14 Tage nach Beginn des Zyklus, ist es ratsam, die Trainingsintensität anzupassen [s151]. Wählen Sie in dieser Phase sanftere Trainingsformen wie Yoga oder Pilates. Die Ernährung sollte in dieser Zeit besonders proteinreich sein, um die Hormonproduktion zu unterstützen und die Regeneration zu fördern. Praktische Ernährungsempfehlungen für die verschiedenen Zyklusphasen können wie folgt aussehen [s152]:

In der Follikelphase:
- Integrieren Sie moderate Mengen komplexer Kohlenhydrate wie Beeren oder Vollkornprodukte
- Erhöhen Sie die Aufnahme von östrogenausgleichenden Lebensmitteln wie Avocados und Brokkoli
- Planen Sie Ihre intensiveren Trainingseinheiten

In der Lutealphase:
- Fokussieren Sie sich auf proteinreiche Mahlzeiten
- Wählen Sie ballaststoffreiche Lebensmittel zur Sättigung
- Halten Sie gesunde Snack-Alternativen bereit, wie etwa dunkle Schokolade oder ungesalzene Nüsse
- Reduzieren Sie die Trainingsintensität zugunsten regenerativer Übungen

Ein praktischer Tipp für die Umsetzung ist das Führen eines kombinierten Ernährungs- und Trainingstagebuchs, in dem Sie auch Ihren Zyklus und Ihre Energielevel dokumentieren. Dies hilft Ihnen, Muster zu erkennen und Ihre Strategie kontinuierlich zu optimieren. Die Hydration spielt dabei eine zentrale Rolle - erhöhen Sie Ihre Wasseraufnahme besonders an Trainingstagen und in der Lutealphase, wo der Körper zu verstärkter Wassereinlagerung neigt. Ein praktischer Richtwert ist, Ihre tägliche Wasserzufuhr um etwa 500ml pro 30 Minuten Training zu erhöhen. Beachten Sie auch, dass die Ernährung an Trainingstagen anders aussehen sollte als an Ruhetagen. An Trainingstagen können Sie beispielsweise Ihre Proteinzufuhr leicht erhöhen und eventuell eine kleine Portion komplexer Kohlenhydrate vor dem Training einplanen, während an Ruhetagen der Fokus stärker auf gesunden Fetten und Gemüse liegen sollte. Die Abstimmung von Ernährung und Training ist ein dynamischer Prozess, der regelmäßige Anpassungen erfordert. Bleiben Sie flexibel und hören Sie auf die Signale Ihres Körpers. Was für die eine Person optimal funktioniert, muss für eine andere nicht gleichermaßen effektiv sein.

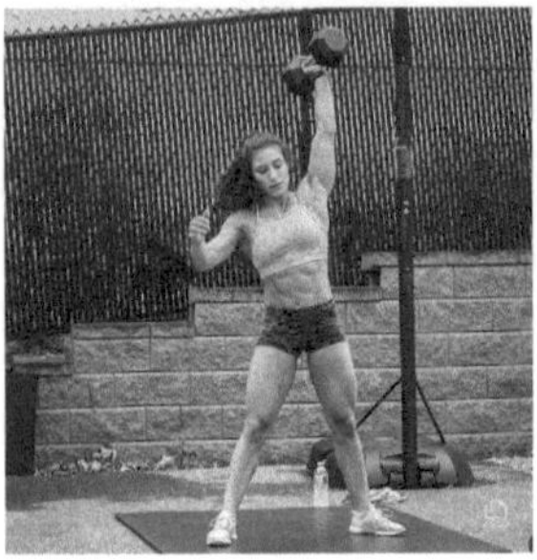

HIIT [i37]

4. 2. 3. Aktivität im Alltag

Mehr Bewegung im Alltag ist ein Schlüsselfaktor für nachhaltigen Gewichtsverlust bei einer Low-Carb-Ernährung. Die Integration zusätzlicher körperlicher Aktivität in den Tagesablauf kann den Stoffwechsel ankurbeln und die Fettverbrennung optimieren [s153]. Dabei ist es wichtig, schrittweise vorzugehen und die Aktivität allmählich zu steigern, um den Körper nicht zu überfordern. Wissenschaftliche Studien zeigen, dass bereits moderate Bewegung im Alltag positive Auswirkungen auf die Gesundheit hat [s154]. Die Empfehlung liegt bei 150-240 Minuten moderater bis intensiver körperlicher Aktivität pro Woche. Dies lässt sich hervorragend in den Alltag integrieren: Nehmen Sie beispielsweise die Treppe statt des Aufzugs, steigen Sie eine Haltestelle früher aus dem Bus aus oder parken Sie das Auto etwas weiter entfernt von Ihrem Ziel.

Besonders effektiv ist die Kombination verschiedener Bewegungsformen im Alltag [s155]. Praktische Möglichkeiten hierfür sind:
- Aktive Meetings: Führen Sie Besprechungen im Gehen durch
- Bewegte Mittagspause: Ein 15-minütiger Spaziergang nach dem Essen
- Hausarbeit intensivieren: Gartenarbeit, Fensterputzen oder Staubsaugen sind effektive Bewegungseinheiten
- Active Commuting: Mit dem Fahrrad zur Arbeit fahren oder Teilstrecken zu Fuß zurücklegen

Ein wichtiger Aspekt ist die Reduzierung von sitzendem Verhalten [s155]. Richten Sie sich einen Steharbeitsplatz ein oder nutzen Sie einen Sitzball statt eines normalen Bürostuhls. Telefonieren Sie im Stehen oder Gehen. Kleine Bewegungseinheiten können Sie auch während des Fernsehens einbauen, etwa durch leichte Dehnübungen oder das Marschieren auf der Stelle während der Werbepause.

Die Integration von Bewegung in den Alltag sollte systematisch erfolgen. Beginnen Sie in den ersten Wochen mit einfachen Änderungen wie:
- Morgenroutine: 5-10 Minuten Dehnen nach dem Aufstehen
- Treppensteigen statt Aufzugfahren
- Kurze Bewegungspausen alle 2 Stunden bei sitzender Tätigkeit

Nach erfolgreicher Etablierung dieser Gewohnheiten können Sie die Aktivität weiter steigern:
- Längere Spaziergänge am Wochenende
- Aktive Freizeitgestaltung wie Wandern oder Radfahren
- Integration von Kraft- und Balanceübungen in Alltagsaktivitäten

Die Kombination von Alltagsbewegung mit gezieltem Training hat sich als besonders effektiv erwiesen [s155]. Dabei unterstützt die erhöhte Aktivität im Alltag die Gewichtsreduktion durch:
- Steigerung des Grundumsatzes
- Verbesserung der Insulinsensitivität
- Reduktion von viszeralem Fett
- Stärkung der Muskulatur

Ein praktischer Ansatz ist das Tracking der täglichen Schritte. Beginnen Sie mit der Erfassung Ihrer üblichen Schrittzahl und steigern Sie diese wöchentlich um 1000 Schritte. Ein realistisches Ziel sind 8000-10000 Schritte täglich. Nutzen Sie dafür eine Fitness-App oder einen Schrittzähler. Die Nachhaltigkeit der Bewegungsroutine ist entscheidend. Wählen Sie Aktivitäten, die Sie langfristig in Ihren Alltag integrieren können und die Ihnen Freude bereiten. Berücksichtigen Sie dabei Ihre individuellen Lebensumstände und passen Sie die Aktivitäten entsprechend an. Beachten Sie auch die positive Wirkung von Alltagsbewegung auf die mentale Gesundheit. Regelmäßige körperliche Aktivität kann Stress reduzieren und die Stimmung verbessern, was wiederum die Motivation für die Einhaltung der Low-Carb-Ernährung stärkt.

Zusammenfassung - 4. 2. Sport und Bewegung

- Die metabolische Flexibilität benötigt 2-3 Monate für eine vollständige Anpassung, aber bereits nach 5 Tagen Training zeigt sich eine erhöhte Fettverbrennungskapazität in den Muskeln.
- Carb Cycling ermöglicht 100-150g Kohlenhydrate an HIIT-Tagen und nur 20-50g an Ruhetagen.
- Die Proteinaufnahme sollte innerhalb von 30 Minuten nach dem Training erfolgen für optimale Regeneration.
- Nach 2-3 Wochen minimaler Kohlenhydratzufuhr stellt sich der Körper auf erhöhte Ketonkonzentrationen im Blut ein.
- Die Kombination von Low-Carb mit intermittierendem Fasten wirkt synergistisch zur Förderung der Ketose.
- In der Follikelphase ist der Körper besonders effizient in der Nutzung gespeicherter Kohlenhydrate.
- Die Lutealphase erfordert eine Anpassung der Trainingsintensität und besonders proteinreiche Ernährung.
- Die tägliche Wasserzufuhr sollte um etwa 500ml pro 30 Minuten Training erhöht werden.
- Wissenschaftliche Studien empfehlen 150-240 Minuten moderate bis intensive körperliche Aktivität pro Woche.
- Regelmäßige Alltagsbewegung verbessert nachweislich die Insulinsensitivität und reduziert viszerales Fett.

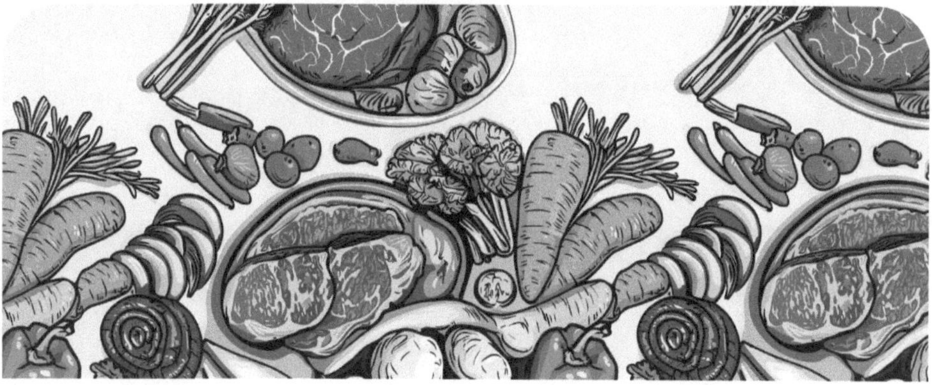

4. 3. Langfristiger Erfolg

Der Weg zu einem gesunden Gewicht ist oft von Höhen und Tiefen geprägt. Doch was unterscheidet Menschen, die ihr Wunschgewicht dauerhaft halten von jenen, die nach anfänglichen Erfolgen wieder in alte Muster zurückfallen? Wie lässt sich ein Gewichtsplateau überwinden, das viele als frustrierende Phase erleben? Und welche Rolle spielt dabei das soziale Umfeld? Die Forschung zeigt, dass der langfristige Erfolg einer Ernährungsumstellung von verschiedenen Faktoren abhängt. Neben der konsequenten Umsetzung der Low-Carb-Ernährung sind es vor allem psychologische und soziale Aspekte, die darüber entscheiden, ob eine Gewichtsreduktion nachhaltig gelingt. Wissenschaftliche Studien belegen, dass Menschen mit einem unterstützenden Umfeld und etablierten Routinen deutlich bessere Chancen haben, ihr Gewichtsziel zu erreichen und zu halten. Die folgenden Abschnitte zeigen konkrete Strategien, wie Sie typische Stolpersteine umgehen und Ihre Low-Carb-Ernährung zu einem natürlichen Teil Ihres Lebens machen können.

> *„Langsame Gewichtsabnahme von maximal 500g pro Woche ist nachhaltiger als schnelle Erfolge und hilft, den Grundumsatz zu erhalten."*

4. 3. 1. Gewichtsplateau überwinden

Ein Gewichtsplateau ist ein natürlicher Teil des Abnehmprozesses, bei dem trotz gleichbleibender Gewohnheiten keine weitere Gewichtsreduktion mehr stattfindet [s156]. Diese Phase kann besonders frustrierend sein, lässt sich aber mit den richtigen Strategien überwinden. Die metabolische Gesundheit spielt dabei eine zentrale Rolle [s157]. Viele Menschen reagieren auf ein Plateau, indem sie ihre Kalorienzufuhr noch weiter reduzieren. Dies kann jedoch kontraproduktiv sein, besonders wenn die Energieaufnahme bereits sehr niedrig ist. Stattdessen kann eine sogenannte Umkehrdiät sinnvoll sein, bei der zunächst die metabolische Kapazität erhöht wird, bevor man erneut in eine Gewichtsreduktionsphase eintritt. Ein wichtiger Aspekt ist die Überprüfung der ketose bei einer Low-Carb-Ernährung [s158]. Häufig schleichen sich unmerklich versteckte Kohlenhydrate ein, die uns aus der Ketose werfen können. Ein praktisches Beispiel: Während morgens der Kaffee noch ohne Milch getrunken wird, schleicht sich nachmittags der Schuss Milch ein, oder die Portion Nüsse wird größer - kleine Änderungen, die in Summe relevant sein können.

Die Ernährungsqualität spielt eine entscheidende Rolle [s156]. Konkret bedeutet das:
- Erhöhung der Proteinaufnahme (beispielsweise durch Eier zum Frühstück statt Müsli)
- Mehr Ballaststoffe (z.B. durch grünes Blattgemüse zu jeder Hauptmahlzeit)
- Kontrolle der Portionsgrößen (Verwendung kleinerer Teller)
- Konsequentes Tracking der Nahrungsaufnahme
- Ausreichende Wasseraufnahme (mindestens 2 Liter täglich)

Intermittierendes Fasten kann eine effektive Strategie sein [s159]. Ein bewährtes Modell ist das 18:6-Fasten, bei dem die Nahrungsaufnahme auf ein 6-Stunden-Fenster beschränkt wird. Beispielsweise könnte die erste Mahlzeit um 11:00 Uhr und die letzte um 17:00 Uhr eingenommen werden. Dies lässt sich gut in den Alltag integrieren und kann den Stoffwechsel neu ankurbeln. Hormone spielen eine wichtige Rolle beim Gewichtsplateau [s160]. Ghrelin (Hungerhormon) und Leptin (Sättigungshormon) können während einer längeren Diätphase aus dem Gleichgewicht geraten. Ein praktischer Ansatz ist hier die Einführung von Maintenance-Phasen: Dabei wird für 2-4 Wochen die Kalorienzufuhr auf Erhaltungsniveau angehoben, um die hormonelle Balance wiederherzustellen.

Bewegung sollte strategisch eingesetzt werden [s161]. Hochintensives Intervalltraining (HIIT) kann besonders effektiv sein. Ein konkretes Beispiel wäre:
- 30 Sekunden Sprint auf dem Fahrrad
- 90 Sekunden lockeres Treten
- 8-10 Wiederholungen
- 2-3 Mal pro Woche

Die Muskelmasse spielt eine zentrale Rolle für den Grundumsatz [s161]. Ein gezieltes Krafttraining sollte daher Teil der Strategie sein. Dabei reichen bereits 2-3 Einheiten pro Woche mit den großen Grundübungen wie Kniebeugen, Kreuzheben und Bankdrücken. Wichtig ist auch das Verständnis, dass langsame Gewichtsabnahme (maximal 500g pro Woche) nachhaltiger ist als schnelle Erfolge [s161]. Dies hilft, den Grundumsatz zu erhalten und reduziert die Wahrscheinlichkeit eines Plateaus.

Stress und Schlaf sind oft unterschätzte Faktoren [s156]. Praktische Maßnahmen sind:
- Feste Schlafenszeiten
- Schlafhygiene (dunkles, kühles Zimmer)
- Stressreduktion durch Meditation oder Atemübungen
- Regelmäßige Entspannungsphasen im Alltag

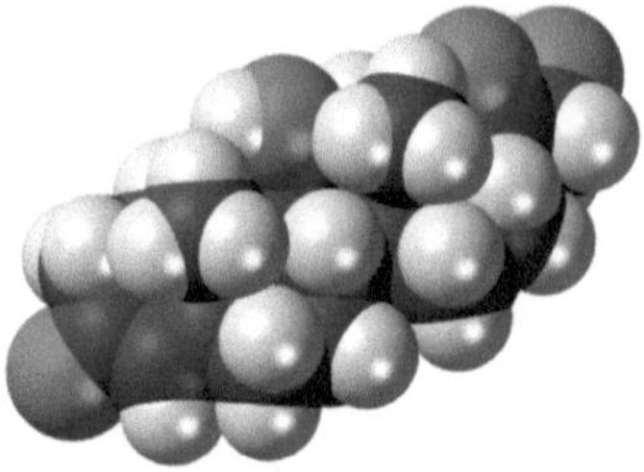

Stress [i38]

Der langfristige Erfolg basiert darauf, die meiste Zeit des Jahres in einem gesunden Erhaltungsmodus zu verbringen und Diätphasen zeitlich zu begrenzen [s157]. Dies bedeutet auch, nicht nur auf die Waage zu schauen, sondern auch andere Erfolgsmarker wie Körperumfang, Energielevel und allgemeines Wohlbefinden zu berücksichtigen [s156].

4. 3. 2. Low Carb Lebensstil etablieren

Ein nachhaltiger Low-Carb-Lebensstil erfordert mehr als nur eine vorübergehende Ernährungsumstellung. Die langfristige Integration dieser Ernährungsform in den Alltag basiert auf verschiedenen Säulen, die systematisch aufgebaut werden müssen [s162]. Digitale Unterstützung und Tracking spielen dabei eine zentrale Rolle. Die Verwendung von Apps oder Online-Programmen zur Dokumentation der Ernährung hat sich als besonders effektiv erwiesen [s163]. Dabei geht es nicht nur um die reine Erfassung von Mahlzeiten, sondern auch um die Beobachtung von Blutzuckerwerten, Gewicht und dem allgemeinen Wohlbefinden. Ein praktischer Ansatz ist die wöchentliche Auswertung dieser Daten, um Muster zu erkennen und bei Bedarf gegenzusteuern.

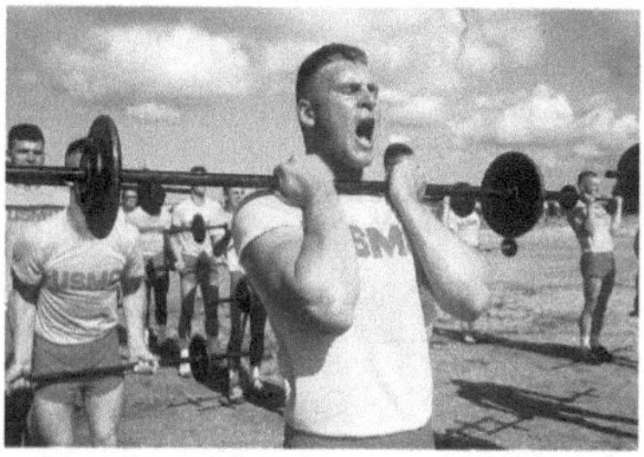

Buddy-System [i39]

Die Bildung von Unterstützungsnetzwerken ist ein weiterer wichtiger Aspekt. Das "Buddy-System" hat sich als besonders erfolgreich erwiesen [s163]. Dabei wird man einem Partner zugeordnet, der bereits Erfahrung mit der Low-Carb-Ernährung hat. Ein regelmäßiger Austausch, sei es persönlich oder digital, kann dabei helfen, Herausforderungen zu meistern und motiviert zu bleiben. Konkret könnte das so aussehen:
- Wöchentliche Check-ins mit dem Buddy
- Gemeinsame Meal-Prep-Sessions
- Austausch von Rezepten und Erfahrungen
- Gegenseitige Motivation in schwierigen Phasen

Die strukturierte Wissensvermittlung ist fundamental für den langfristigen Erfolg. Module zu verschiedenen Themenbereichen sollten systematisch erarbeitet werden [s163]:

- Grundlagen der Kohlenhydratreduktion
- Bedeutung gesunder Fette
- Portionskontrolle
- Umgang mit sozialen Situationen
- Strategien für Restaurants und Reisen

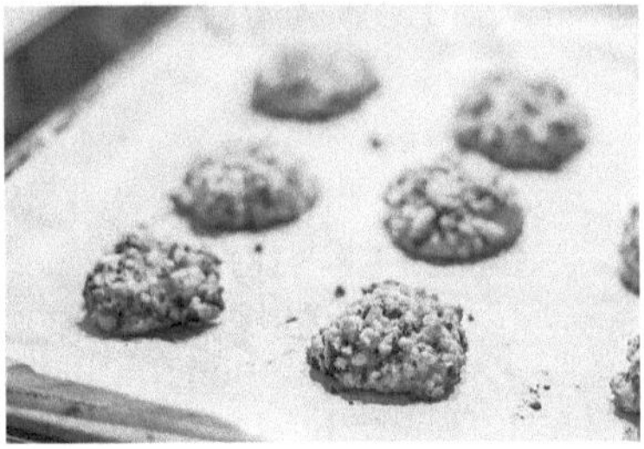

Kohlenhydratreduktion [i40]

Ein oft unterschätzter Aspekt ist die Anpassung der häuslichen Umgebung. Praktische Maßnahmen umfassen:
- Umorganisation des Kühlschranks mit Low-Carb-freundlichen Lebensmitteln in Augenhöhe
- Entfernung von Versuchungen aus dem Haushalt
- Vorbereitung von Notfall-Snacks für unterwegs
- Einrichtung einer gut ausgestatteten Küche mit geeigneten Utensilien

Die Integration in den Familienalltag erfordert besondere Strategien. Wenn nicht alle Familienmitglieder Low Carb leben, können Mahlzeiten so gestaltet werden, dass die Basis Low-Carb ist und Kohlenhydrate separat angeboten werden. Ein Beispiel wäre ein Curry-Gericht mit Gemüse und Protein als Basis, zu dem die anderen Familienmitglieder nach Wunsch Reis essen können. Langzeitstudien zeigen, dass die Nachhaltigkeit der Ernährungsumstellung entscheidend ist [s164]. Dabei ist es wichtig, realistische Erwartungen zu setzen und zu verstehen, dass der Erfolg nicht allein von der Kohlenhydratreduktion abhängt [s162]. Vielmehr ist es die Gesamtheit der Lebensstiländerungen, die zum Erfolg führt.

Die Entwicklung von Routinen und Ritualen unterstützt die langfristige Einhaltung:
- Feste Einkaufstage mit vorbereiteter Liste
- Wöchentliche Meal-Prep-Sessions
- Regelmäßige Überprüfung und Anpassung der Strategien
- Integration von Bewegung in den Alltag

Besonders wichtig ist die Vorbereitung auf herausfordernde Situationen:
- Urlaubsplanung mit Low-Carb-Optionen
- Strategien für Feiern und soziale Anlässe
- Umgang mit Stress und emotionalem Essen
- Alternative Belohnungssysteme entwickeln

Die regelmäßige Evaluation und Anpassung des Ansatzes ist entscheidend für den langfristigen Erfolg. Dabei sollten nicht nur Gewicht und Maße, sondern auch Faktoren wie Energie, Schlafqualität und allgemeines Wohlbefinden berücksichtigt werden. Ein strukturiertes Monitoring-System kann dabei helfen, Fortschritte zu dokumentieren und Anpassungen vorzunehmen.

4. 3. 3. Soziales Umfeld einbinden

Das soziale Umfeld spielt eine entscheidende Rolle für den langfristigen Erfolg einer Low-Carb-Ernährung. Studien zeigen, dass die Unterstützung von Familie und Freunden maßgeblich zum Erreichen der Gewichtsziele und zur Vermeidung von Rückfällen beiträgt [s165]. Die Integration des sozialen Umfelds sollte daher von Beginn an strategisch geplant werden. Eine offene Kommunikation mit Familie und engen Freunden über die eigenen Ziele und Beweggründe ist der erste wichtige Schritt. Dabei ist es hilfreich, konkrete Unterstützungswünsche zu formulieren. Ein praktisches Beispiel wäre die Bitte, bei gemeinsamen Treffen alternative Low-Carb-Optionen anzubieten oder Verständnis zu zeigen, wenn man bestimmte Speisen ablehnt. Die Einbindung eines Trainingspartners hat sich als besonders effektiv erwiesen [s166]. Ein "Workout-Buddy" kann nicht nur die Motivation beim Sport steigern, sondern auch als emotionale Stütze in schwierigen Phasen dienen. Konkrete Vereinbarungen wie feste Trainingszeiten und gegenseitige Verantwortlichkeit erhöhen dabei die Verbindlichkeit. Digitale Unterstützungsnetzwerke bieten eine weitere wichtige Säule. Online-Communities ermöglichen einen 24/7-Austausch mit Gleichgesinnten [s167]. Die Teilnahme an moderierten Foren oder Gruppenchats kann besonders in Momenten wertvoll sein, wenn das direkte Umfeld nicht verfügbar ist. Ein praktischer Ansatz ist die Einrichtung einer WhatsApp-Gruppe mit anderen Low-Carb-Enthusiasten für schnellen Austausch und gegenseitige Motivation. Professionelle Unterstützung sollte ebenfalls in Betracht gezogen werden. Die kontinuierliche Begleitung durch Gesundheitsfachkräfte ist eine bewährte Strategie zur Vermeidung von Gewichtszunahme [s165]. Regelmäßige Check-ins mit einem Ernährungsberater oder Coach, sei es persönlich oder per Videocall, können dabei helfen, den Kurs zu halten und Anpassungen vorzunehmen [s168]. Die emotionale Komponente der Ernährungsumstellung sollte nicht unterschätzt werden. Therapeutische Unterstützung kann besonders wertvoll sein, wenn Themen wie Körperbild oder emotionales Essen eine Rolle spielen [s169]. Ein geschützter Raum für die Aufarbeitung dieser Aspekte kann den Gesamterfolg maßgeblich beeinflussen.

Praktische Strategien für soziale Situationen sind essenziell:
- Vorab-Information des Gastgebers bei Einladungen
- Mitbringen eigener Low-Carb-Gerichte zu Potlucks
- Recherche von Low-Carb-freundlichen Restaurants für gemeinsame Essen
- Vorbereitung von Antworten auf häufige Fragen zur Ernährungsweise

Die Integration in den Familienalltag erfordert oft kreative Lösungen. Gemeinsames Kochen kann dabei helfen, Verständnis für die neue Ernährungsweise zu schaffen und die Familie einzubinden. Kochevents, bei denen Low-Carb-Varianten traditioneller Familiengerichte zubereitet werden, können Spaß machen und Akzeptanz schaffen. Bildungsarbeit im sozialen Umfeld ist ein wichtiger Aspekt [s165]. Das Teilen von Wissen über gesunde Ernährung und die Vorteile von Low Carb kann das Verständnis und die Unterstützung des Umfelds fördern. Dies kann durch das Weitergeben von Artikeln, gemeinsames Ansehen von Dokumentationen oder das Teilen von Erfolgsgeschichten geschehen.

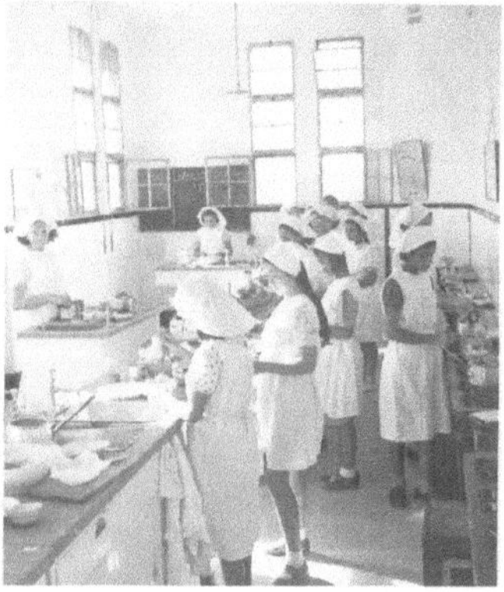
Kochevents [i41]

Die Entwicklung von Bewältigungsstrategien für soziale Herausforderungen ist wichtig:
- Umgang mit gut gemeintem Druck zum Essen
- Navigation durch Buffets und Feiern
- Aufrechterhaltung der Ernährungsweise im Urlaub mit Freunden
- Balance zwischen sozialer Teilhabe und eigenen Zielen

Ein oft unterschätzter Aspekt ist die Rolle als Vorbild und Motivator für andere. Wenn die eigenen Erfolge sichtbar werden, interessieren sich häufig auch Freunde und Familie für die Ernährungsweise. Dies kann eine positive Dynamik erzeugen und das soziale Umfeld natürlich in die eigene Journey einbinden.

Glossar

Potluck

Eine gesellige Zusammenkunft, bei der jeder Gast eine Speise mitbringt und mit allen teilt. Stammt ursprünglich aus der amerikanischen Kultur und wird auch Bring-Dish-Party genannt.

Zusammenfassung - 4. 3. Langfristiger Erfolg

- Ein Gewichtsplateau ist ein natürlicher Teil des Abnehmprozesses und kann durch eine Umkehrdiät überwunden werden
- Versteckte Kohlenhydrate wie ein Schuss Milch im Kaffee können unbemerkt aus der Ketose werfen
- Das 18:6-Fasten mit einem 6-Stunden-Essensfenster kann den Stoffwechsel neu ankurbeln
- Ghrelin und Leptin können während längerer Diätphasen aus dem Gleichgewicht geraten
- 2-4 wöchige Maintenance-Phasen auf Erhaltungsniveau stabilisieren die hormonelle Balance
- Digitale Tracking-Tools ermöglichen die Erkennung von Mustern durch wöchentliche Datenauswertung
- Das "Buddy-System" mit einem erfahrenen Low-Carb Partner erhöht nachweislich die Erfolgsquote
- Eine Low-Carb Basis bei Mahlzeiten mit optionalen Kohlenhydrat-Beilagen ermöglicht flexible Familienmahlzeiten
- Online-Communities bieten 24/7 Unterstützung wenn das direkte Umfeld nicht verfügbar ist
- Therapeutische Begleitung kann bei Themen wie Körperbild und emotionalem Essen den Gesamterfolg maßgeblich beeinflussen
- Die Rolle als Vorbild erzeugt oft eine positive Dynamik, die das soziale Umfeld natürlich in die Ernährungsumstellung einbindet

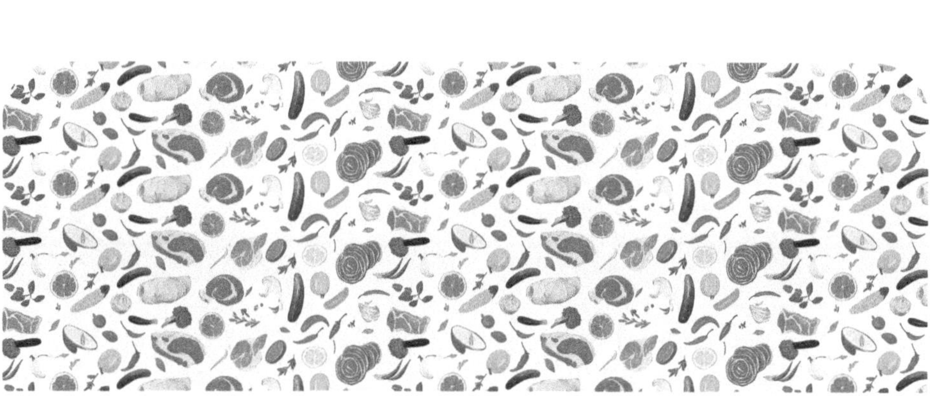

Rückblick - 4. Erfolgreich durchhalten

- Eine gesunde Gewichtsreduktion sollte zwischen 0,5-1kg pro Woche betragen.
- Bereits 3% Gewichtsverlust können das Risiko von Übergewichtskomplikationen deutlich senken.
- Ein tägliches Kaloriendefizit von 500-700 Kalorien ist für nachhaltigen Gewichtsverlust optimal.
- Menschen mit detaillierter Fortschrittsdokumentation sind nachweislich erfolgreicher beim Abnehmen.
- Die Körperzusammensetzung gibt wichtige Einblicke in die Qualität der Gewichtsreduktion.
- Soziale Medien haben sich als wertvolles Werkzeug zur Fortschrittsdokumentation erwiesen.
- Die metabolische Flexibilität benötigt 2-3 Monate Anpassungszeit.
- Bereits nach 5 Tagen Training unter Low-Carb zeigt sich eine erhöhte Fettverbrennungskapazität.
- Die Lutealphase eignet sich besonders für regeneratives Training.
- Ghrelin und Leptin können während längerer Diätphasen aus dem Gleichgewicht geraten.
- Digitale Unterstützung und systematisches Tracking sind zentrale Erfolgsfaktoren.
- Das "Buddy-System" mit erfahrenen Partnern hat sich als besonders effektiv erwiesen.
- Die kontinuierliche Begleitung durch Gesundheitsfachkräfte reduziert nachweislich die Wahrscheinlichkeit einer Gewichtszunahme.

Kostenlose Zusatzangebote in Planung

Wir freuen uns, Ihnen künftig ergänzende kostenlose Materialien zu diesem Buch anbieten zu können:

- Ein exklusives Bonuskapitel mit zusätzlichen Inhalten
- Eine kompakte Zusammenfassung des gesamten Buches im PDF-Format

Die Veröffentlichung dieser Materialien ist für Januar 2025 geplant.
Besuchen Sie gerne schon heute unsere Website. Sobald unser Newsletter-Service startet (voraussichtlich Januar 2025), können Sie sich dort für Updates registrieren und verpassen keine Neuigkeiten zu den kostenlosen Zusatzangeboten.

SaageBooks.com/de/low_carb_diaet_zum_abnehmen-bonus-BBWZNJE

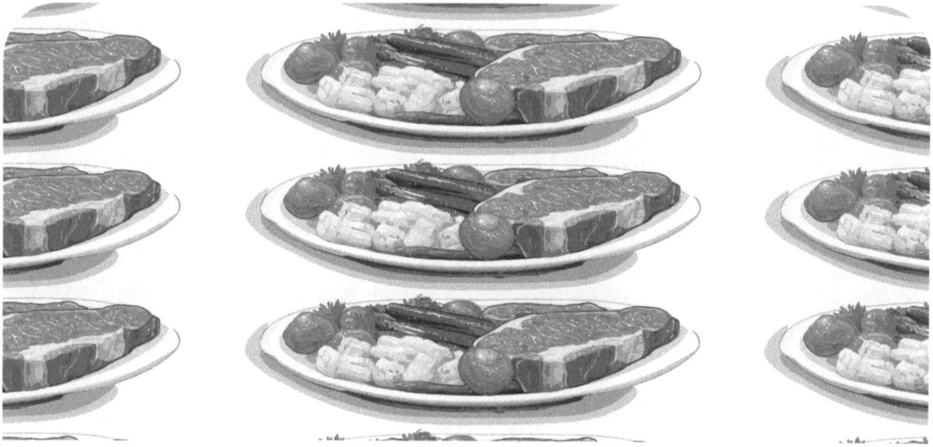

Liebe Leserinnen, liebe Leser,

Ich fühle mich sehr geehrt, dass Sie sich die Zeit genommen haben, mein Buch von Anfang bis Ende zu lesen. Als Autor ist es mein größter Wunsch, Ihnen wertvolle Erkenntnisse und praktische Hilfestellungen mit auf den Weg zu geben. Ihr Vertrauen in meine Arbeit bedeutet mir sehr viel. Ich hoffe, die Lektüre war für Sie bereichernd. Sollten Sie Fragen oder Anregungen haben, können Sie mich gerne über unsere Website kontaktieren.

Wenn Ihnen dieses Buch gefallen hat, würde ich mich sehr über eine ehrliche Rezension freuen. Ihre Meinung ist mir wichtig und hilft anderen Lesern bei ihrer Entscheidung. Sie können Ihre ehrliche Bewertung ganz einfach auf der Verkaufsplattform hinterlassen, über die Sie das Buch erworben haben.
Vielen Dank für Ihre Unterstützung!

Artemis Saage

Saage Media GmbH

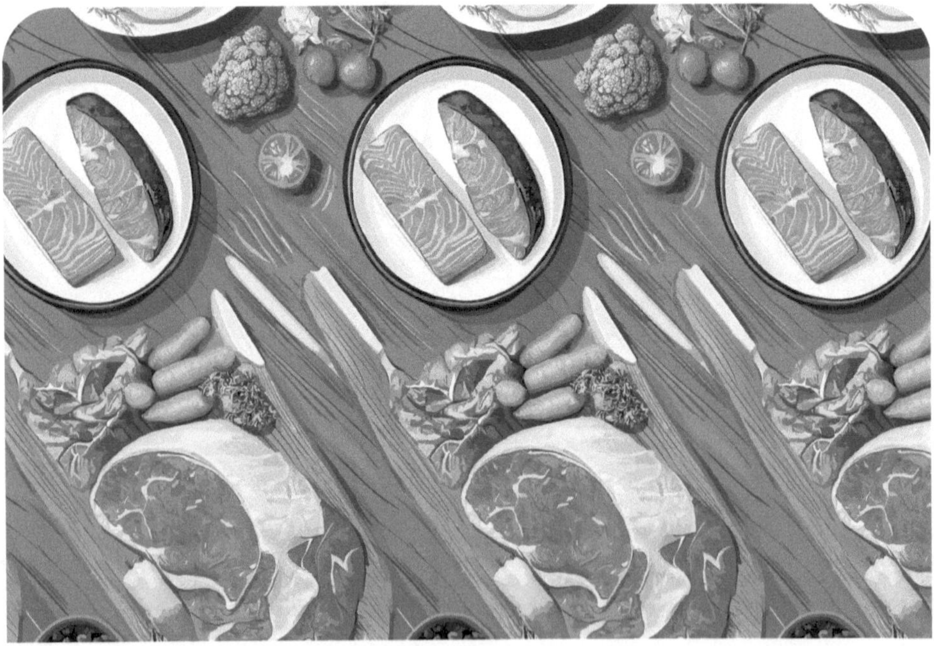

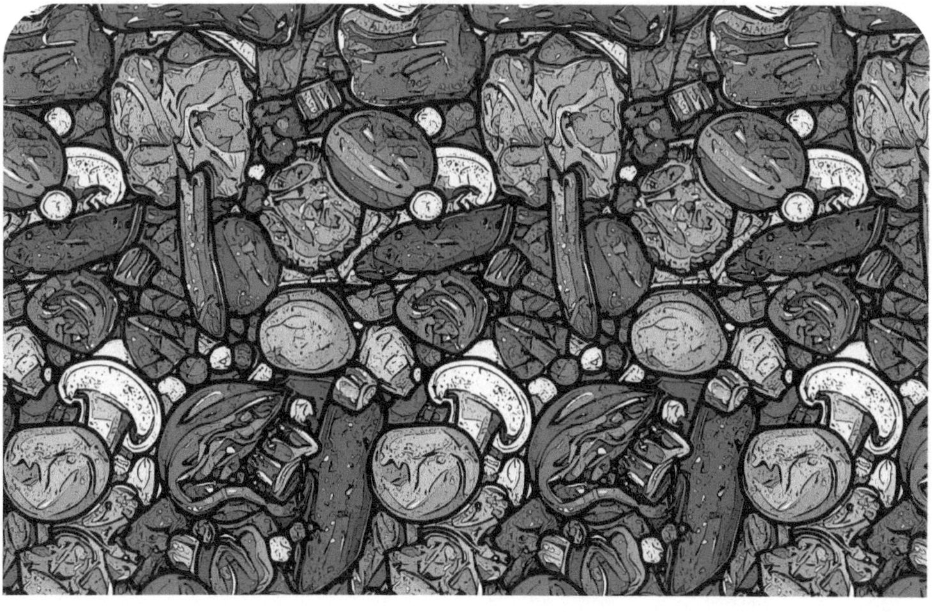

Quellen

Mein aufrichtiger Dank gilt allen Autorinnen und Autoren der zitierten wissenschaftlichen und nicht-wissenschaftlichen Quellen, den Betreibern der referenzierten Internetseiten sowie den Urheberinnen und Urhebern der verwendeten Bilder, Grafiken und Studien, deren wertvolle Arbeiten wesentlich zur Entstehung dieses Buches beigetragen haben.
Für weitere Informationen empfehle ich Ihnen, die verlinkten Quellen-Websites zu besuchen.

Alle Quellen wurden zuletzt aufgerufen am: 2025-01-02

[s1] - https://link.springer.com/article/10.1007/s13300-023-01492-4
Autor: Chloe H. Firman, Duane D. Mellor, David Unwin, Adrian Brown
Titel: Does a Ketogenic Diet Have a Place Within Diabetes Clinical Practice? Review of Current Evidence and Controversies
von: Springer
Erscheinungsdatum: 2023-11-15
Webseite: SpringerLink
Publisher: Springer

[s2] - https://www.ncbi.nlm.nih.gov/books/NBK499830/
Autor: Wajeed Masood; Pavan Annamaraju; Mahammed Z. Khan Suheb; Kalyan R. Uppaluri
Titel: Ketogenic Diet
von: StatPearls Publishing
Erscheinungsdatum: 2024 Jan
Webseite: NCBI Bookshelf
Publisher: StatPearls Publishing

[s3] - https://www.psychiatrypodcast.com/psychiatry-psychotherapy-podcast/163-treating-mental-health-disorders-with-a-ketogenic-diet
Autor: David Puder, Christopher Palmer, M.D.
Titel: Episode 163: Dr. Chris Palmer: Ketogenic Diet for Mental Health
von: Psychiatry Podcast
Erscheinungsdatum: November 15, 2022
Webseite: psychiatrypodcast.com

[s4] - https://link.springer.com/article/10.1007/s13668-024-00548-6
Autor: Jeff S. Volek, Madison L. Kackley, Alex Buga
Titel: Nutritional Considerations During Major Weight Loss Therapy: Focus on Optimal Protein and a Low-Carbohydrate Dietary Pattern
Erscheinungsdatum: 30 May 2024
Webseite: SpringerLink
Publisher: Current Nutrition Reports

[s5] - https://news.osu.edu/low-carb-diet-may-reduce-diabetes-risk-independent-of-weight-loss/
Autor: Jeff Volek
Titel: Low-carb diet may reduce diabetes risk independent of weight loss
von: The Ohio State University
Erscheinungsdatum: 2019-06-20
Webseite: Ohio State News
Publisher: The Ohio State University

[s6] - https://nutritionandmetabolism.biomedcentral.com/articles/10.1186/1743-7075-2-31
Autor: Jeff S Volek, Richard D Feinman
Titel: Carbohydrate restriction improves the features of Metabolic Syndrome. Metabolic Syndrome may be defined by the response to carbohydrate restriction
Erscheinungsdatum: 16 November 2005
Webseite: Nutrition Metabolism
Publisher: BMC

[s7] - https://pubmed.ncbi.nlm.nih.gov/30335720/
Autor: David A Greene, Benjamin J Varley, Timothy B Hartwig, Phillip Chapman, Michael Rigney
Titel: A Low-Carbohydrate Ketogenic Diet Reduces Body Mass Without Compromising Performance in Powerlifting and Olympic Weightlifting Athletes
Erscheinungsdatum: 2018-12
Webseite: PubMed
Publisher: J Strength Cond Res

[s8] - https://nutritionandmetabolism.biomedcentral.com/articles/10.1186/s12986-020-00481-9
Autor: Amy M Goss, Barbara Gower, Taraneh Soleymani, Mariah Stewart, May Pendergrass, Mark Lockhart, Olivia Krantz, Shima Dowla, Nikki Bush, Valene Garr Barry, Kevin R. Fontaine
Titel: Effects of weight loss during a very low carbohydrate diet on specific adipose tissue depots and insulin sensitivity in older adults with obesity: a randomized clinical trial
von: University of Alabama at Birmingham
Erscheinungsdatum: 12 August 2020
Webseite: Nutrition Metabolism
Publisher: BMC

[s9] - https://help.carbmanager.com/docs/diet-options-for-macronutrient-goals
Titel: Diet options for macronutrient goals
von: Carb Manager
Erscheinungsdatum: 2024-02-02
Webseite: Carb Manager

[s10] - https://www.ncbi.nlm.nih.gov/books/NBK499830/
Autor: Wajeed Masood; Pavan Annamaraju; Mahammed Z. Khan Suheb; Kalyan R. Uppaluri
Titel: Ketogenic Diet
von: StatPearls Publishing
Erscheinungsdatum: 2024 Jan
Webseite: NCBI Bookshelf
Publisher: StatPearls Publishing

[s11] - https://bcofa.com/macronutrient-breakdown-on-keto-diet/
Autor: Morgan Schaack, RD, LD
Titel: The Bariatric Patient's Macronutrient Breakdown on the Keto Diet
Erscheinungsdatum: May 18, 2020
Webseite: bcofa.com

[s12] - https://pmc.ncbi.nlm.nih.gov/articles/PMC10675061/
Autor: Seungmin Song, Jinyoung Shon, Woo-ri Yang, Han-Bit Kang, Keun-Ha Kim, Ju-Yeon Park, Sanghoo Lee, Sae Yun Baik, Kyoung-Ryul Lee, Yoon Jung Park
Titel: Short-Term Effects of Weight-Loss Meal Replacement Programs with Various Macronutrient Distributions on Gut Microbiome and Metabolic Parameters: A Pilot Study
von: Ewha Womans University, Hyundai Greenfood Greating Laboratory, SCL Healthcare Inc., Hanaro Medical Foundation
Erscheinungsdatum: 2023 Nov 10
Webseite: PMC
Publisher: MDPI

[s13] - https://healthyeater.com/keto-diet-macros
Autor: James
Titel: Keto Macro Calculator
von: Healthy Eater
Erscheinungsdatum: September 17, 2024
Webseite: Healthy Eater

[s14] - https://dieteticallyspeaking.com/the-pros-and-cons-of-low-carb-diets/
Autor: Dr Harriet Holme (MA Hons Cantab, MBBS MRCPCH, PhD, RNutr)
Titel: The Pros and Cons of Low-Carb Diets
Erscheinungsdatum: 6th June 2020
Webseite: Dietetically Speaking

[s15] - https://integrishealth.org/resources/on-your-health/2021/january/pros-and-cons-of-different-diet-lifestyles
Titel: Pros and Cons of Different Diet Lifestyles
von: INTEGRIS Health
Erscheinungsdatum: 29 January 2021
Webseite: integrishealth.org

[s16] - https://www.cancer.gov/news-events/cancer-currents-blog/2022/keto-bhb-prevent-colorectal-cancer
Autor: Sharon Reynolds
Titel: Keto Molecule Offers Clue for Preventing Colorectal Cancer
von: National Cancer Institute
Erscheinungsdatum: June 2, 2022
Webseite: cancer.gov

[s17] - https://sjsm.org/img-research/9788/Diet-SVG.pdf
Autor: Minan Ibrahim, Zahraa Kamona, Zainab Kamona, Cirsten Roberson
Titel: COMPARISON OF KETOGENIC AND VEGETARIAN DIET FOR WEIGHT LOSS: A SYSTEMATIC REVIEW
von: Saint James School of Medicine

[s18] - https://www.bannerhealth.com/healthcareblog/teach-me/atkins-diet
Autor: Regan Olsson
Titel: Atkins Diet: The Pros and Cons Behind This Low-Carb Diet
von: Banner Health
Erscheinungsdatum: August 07, 2022
Webseite: Banner Health

[s19] - https://www.ncbi.nlm.nih.gov/books/NBK499830/
Autor: Wajeed Masood; Pavan Annamaraju; Mahammed Z. Khan Suheb; Kalyan R. Uppaluri
Titel: Ketogenic Diet
von: StatPearls Publishing
Erscheinungsdatum: 2024 Jan
Webseite: NCBI Bookshelf
Publisher: StatPearls Publishing

[s20] - https://link.springer.com/article/10.1007/s13300-023-01492-4
Autor: Chloe H. Firman, Duane D. Mellor, David Unwin, Adrian Brown
Titel: Does a Ketogenic Diet Have a Place Within Diabetes Clinical Practice? Review of Current Evidence and Controversies
von: Springer Nature
Erscheinungsdatum: 15 November 2023
Webseite: SpringerLink
Publisher: Springer Nature

[s21] - https://healthyeater.com/carb-cycling-flexible-dieting
Autor: Ted Kallmyer
Titel: Counting Macros Carb Cycling While Flexible Dieting
von: Healthy Eater
Erscheinungsdatum: May 23, 2023
Webseite: healthyeater.com

[s22] - https://fastic.com/en/blog/intermittent-fasting-and-carb-cycling
Autor: Dr. Mario Ost
Titel: Intermittent Fasting and Carb Cycling: A Step-By-Step Guide
von: Fastic
Erscheinungsdatum: November 1, 2024
Webseite: Fastic

[s23] - https://www.onlymyhealth.com/carb-cycling-traditional-dieting-comparison-for-weight-loss-1684761117
Autor: Ishaan Arora
Titel: Carb Cycling Vs Traditional Dieting: Which Is More Effective For Weight Loss
von: OnlyMyHealth
Erscheinungsdatum: 2023-05-22
Webseite: OnlyMyHealth

[s24] - https://vshred.com/blog/wp-content/uploads/2023/09/Carb-Cycling-Made-Easy.pdf
Titel: Carb Cycling Made Easy
von: V Shred
Webseite: vshred.com

[s25] - https://www.hola.com/us/lifestyle/20240418358905/carb-cycling-might-help-you-lose-weight-while-eating-pasta/
Autor: Shirley Gomez
Titel: Carb Cycling might help you lose weight while eating pasta and pizza
von: HOLA S.L.
Erscheinungsdatum: JUNE 20, 2024
Webseite: HOLA
Publisher: HOLA S.L.

[s26] - https://www.health.com/low-carb-foods-8350585
Autor: Jillian Kubala, RD
Titel: 25 Low-Carb Foods to Add to Your Diet
von: Health.com
Erscheinungsdatum: October 16, 2023
Webseite: Health

[s27] - https://www.eatingwell.com/article/291245/complete-keto-diet-food-list-what-you-can-and-cannot-eat-if-youre-on-a-ketogenic-diet/
Autor: Lainey Younkin, M.S., RD, LDN
Titel: Complete Keto Diet Food List: What You Can and Cannot Eat If You're on a Ketogenic Diet
von: EatingWell
Erscheinungsdatum: November 14, 2024
Webseite: EatingWell

[s28] - https://nutritionsource.hsph.harvard.edu/carbohydrates/low-carbohydrate-diets/
Titel: Low-Carbohydrate Diets
von: Harvard University
Webseite: The Nutrition Source

[s29] - https://www.nih.gov/news-events/news-releases/nih-study-compares-low-fat-plant-based-diet-low-carb-animal-based-diet
Autor: Kevin Hall, Ph.D.
Titel: NIH study compares low-fat, plant-based diet to low-carb, animal-based diet
von: National Institutes of Health (NIH)
Erscheinungsdatum: January 21, 2021
Webseite: NIH
Publisher: U.S. Department of Health Human Services

[s30] - https://www.nhs.uk/live-well/eat-well/food-types/starchy-foods-and-carbohydrates/
Titel: Starchy foods and carbohydrates
von: NHS
Erscheinungsdatum: 15 March 2023
Webseite: NHS

[s31] - https://help.carbmanager.com/docs/diet-options-for-macronutrient-goals
Titel: Diet options for macronutrient goals
von: Carb Manager
Erscheinungsdatum: 2024-02-02
Webseite: Carb Manager

[s32] - https://diabetes.jmir.org/2021/3/e25751/
Autor: Charlotte Summers, Simon Tobin, David Unwin **Titel:** Evaluation of the Low Carb Program Digital Intervention for the Self-Management of Type 2 Diabetes and Prediabetes in an NHS England General Practice: Single-Arm Prospective Study
von: DDM Health **Erscheinungsdatum:** 2021-09-09
Webseite: JMIR Diabetes **Publisher:** Journal of Medical Internet Research

[s33] - https://www.health.com/low-carb-diet-8645786
Autor: Jillian Kubala, RD **Titel:** A Complete Guide to the Low-Carb Diet
von: Health **Erscheinungsdatum:** May 27, 2024
Webseite: Health.com

[s34] - https://foodzilla.io/blog/carb-cycling
Titel: Carb Cycling: 7-Day Carb Cycling Plan **von:** Foodzilla
Webseite: foodzilla.io

[s35] - https://www.hola.com/us/lifestyle/20240418358905/carb-cycling-might-help-you-lose-weight-while-eating-pasta/
Autor: Shirley Gomez **Titel:** Carb Cycling might help you lose weight while eating pasta and pizza
von: HOLA S.L. **Erscheinungsdatum:** June 20, 2024
Webseite: Hola **Publisher:** HOLA S.L.

[s36] - https://www.onlymyhealth.com/carb-cycling-traditional-dieting-comparison-for-weight-loss-1684761117
Autor: Ishaan Arora **Titel:** Carb Cycling Vs Traditional Dieting: Which Is More Effective For Weight Loss
von: OnlyMyHealth **Erscheinungsdatum:** 2023-05-22
Webseite: OnlyMyHealth

[s37] - https://help.macrofactorapp.com/en/articles/30-does-macrofactor-support-refeeds-diet-breaks-or-carb-cycling
Titel: Does MacroFactor Support Refeeds, Diet Breaks, or Carb Cycling? **von:** MacroFactor
Webseite: MacroFactor Help Center

[s38] - https://www.shape.com/healthy-eating/diet-tips/what-is-carb-cycling
Autor: Julia Malacoff **Titel:** What Is Carb Cycling and Should You Try It?
von: Shape **Erscheinungsdatum:** April 15, 2024
Webseite: Shape

[s39] - https://www.e3s-conferences.org/articles/e3sconf/pdf/2024/83/e3sconf_epec2024_05016.pdf
Autor: Zekai Lou **Titel:** A Comparative Analysis of Different Fat Loss Methods: Carb Cycling, Intermittent Fasting, and Ketogenic Diet
von: College of Agricultural and Environmental Sciences, University of California, Davis **Erscheinungsdatum:** 2024
Webseite: E3S Web of Conferences **Publisher:** EDP Sciences

[s40] - https://www.trainerroad.com/forum/t/carb-cycling-for-amateurs/90071
Autor: aikigreg **Titel:** Carb cycling for amateurs?
von: TrainerRoad **Erscheinungsdatum:** January 17, 2024
Webseite: TrainerRoad Forum

[s41] - https://pubmed.ncbi.nlm.nih.gov/28919842/
Autor: Chad M Kerksick, Shawn Arent, Brad J Schoenfeld, Jeffrey R Stout, Bill Campbell, Colin D Wilborn, Lem Taylor, Doug Kalman, Abbie E Smith-Ryan, Richard B Kreider, Darryn Willoughby, Paul J Arciero, Trisha A VanDusseldorp, Michael J Ormsbee, Robert Wildman, Mike Greenwood, Tim N Ziegenfuss, Alan A Aragon, Jose Antonio **Titel:** International society of sports nutrition position stand: nutrient timing
von: International Society of Sports Nutrition **Erscheinungsdatum:** 2017-08-29
Webseite: PubMed **Publisher:** Journal of the International Society of Sports Nutrition

[s42] - https://m-powerfit.com/macronutrient-manipulation-and-timing/
Titel: Optimize Your Fitness with Macronutrient Manipulation and Timing **von:** M-Power Fitness
Webseite: M-Power Fitness

[s43] - https://runnersconnect.net/coach-corner/carb-cycling-for-runners-the-alternative-to-low-carb-diets/
Autor: Coach Jeff **Titel:** Carb-Cycling for Runners: The Alternative To Low Carb Diets
von: Runners Connect **Webseite:** Runners Connect

[s44] - https://www.jimstoppani.com/home/featured-meal-plans/intermittent-fasting-carb-cycle-featured-diet/
Autor: Jim Stoppani, PhD **Titel:** Intermittent Fasting Carb Cycle Featured Diet
von: JYM Supplement Science **Erscheinungsdatum:** August 8, 2024
Webseite: JimStoppani.com

[s45] - https://infonow.nz/what-is-carb-cycling/
Autor: Mia **Titel:** What is Carb Cycling?
von: infonow.nz **Erscheinungsdatum:** January 31, 2024
Webseite: infonow.nz

[s46] - https://eatbefitexplore.com/carb-cycling-for-energy/
Autor: Eat. Be Fit. Explore **Titel:** Carb Cycling for Energy: A Keto Diet Strategy to Boost Weight Loss
Erscheinungsdatum: November 27, 2024 **Webseite:** Eat. Be Fit. Explore

[s47] - https://www.shape.com/healthy-eating/diet-tips/what-is-carb-cycling
Autor: Julia Malacoff **Titel:** What Is Carb Cycling and Should You Try It?
von: Shape **Erscheinungsdatum:** April 15, 2024
Webseite: Shape

[s48] - https://www.e3s-conferences.org/articles/e3sconf/pdf/2024/83/e3sconf_epec2024_05016.pdf
Autor: Zekai Lou **Titel:** A Comparative Analysis of Different Fat Loss Methods: Carb Cycling, Intermittent Fasting, and Ketogenic Diet
von: College of Agricultural and Environmental Sciences, University of California, Davis **Erscheinungsdatum:** 2024
Webseite: E3S Web of Conferences **Publisher:** EDP Sciences

[s49] - https://fastic.com/en/blog/intermittent-fasting-and-carb-cycling
Autor: Dr. Mario Ost **Titel:** Intermittent Fasting and Carb Cycling: A Step-By-Step Guide
von: Fastic **Erscheinungsdatum:** November 1, 2024
Webseite: Fastic

[s50] - https://www.palomahealth.com/learn/metabolic-confusion-carb-cycling-hypothyroidism-weight-loss
Autor: Mary Shomon **Titel:** Metabolic Confusion, Carb Cycling, and Hypothyroidism Weight Loss
von: Paloma Health **Erscheinungsdatum:** 1042024
Webseite: Paloma Health

[s51] - https://www.ketoclarityhub.com/stream/keto-diet-food-list/
Autor: Keto Clarity Hub **Titel:** Keto Essentials: Key Ingredients for Low-Carb Success
Webseite: Keto Clarity Hub

[s52] - https://www.bbcgoodfood.com/health/special-diets/foods-to-try-on-a-keto-diet
Autor: Nicola Shubrook Registered nutritionist **Titel:** Top 10 keto diet foods to try
von: Good Food **Erscheinungsdatum:** 2023-01-10
Webseite: BBC Good Food **Publisher:** Good Food

[s53] - https://www.eatingwell.com/article/291245/complete-keto-diet-food-list-what-you-can-and-cannot-eat-if-youre-on-a-ketogenic-diet/
Autor: Lainey Younkin, M.S., RD, LDN **Titel:** Keto Diet Food List: What to Eat and What to Limit If You Go Keto
von: EatingWell **Erscheinungsdatum:** November 14, 2024
Webseite: EatingWell

[s54] - https://thefitnessmaverick.com/meal-prep/
Autor: Gareth Sapstead **Titel:** Meal Prep Like a Boss | Your Guide From Beginner to Pro
von: The Fitness Maverick Ltd. **Erscheinungsdatum:** 20 June 2018
Webseite: The Fitness Maverick

[s55] - https://www.eatingwell.com/article/290678/i-tried-the-ketogenic-diet-for-30-days-and-heres-what-happened/
Autor: Kimberly Holland **Titel:** I Tried the Ketogenic Diet for 30 Days to Lose Weight, and Heres What Happened
von: EatingWell **Erscheinungsdatum:** July 10, 2024
Webseite: EatingWell **Publisher:** Dotdash Meredith

[s56] - https://www.health.com/high-protein-low-carb-foods-to-try-8406516
Autor: Jillian Kubala, RD **Titel:** The 25 Best High-Protein, Low-Carb Foods
von: Health **Erscheinungsdatum:** January 29, 2024
Webseite: health.com **Publisher:** Dotdash Meredith

[s57] - https://laurenrabadi.com/low-carb-7-day-meal-plan-2/
Autor: Lauren Rabadi **Titel:** Low Carb Keto 7 Day Meal Plan
Webseite: laurenrabadi.com

[s58] - https://www.eatingwell.com/article/291245/complete-keto-diet-food-list-what-you-can-and-cannot-eat-if-youre-on-a-ketogenic-diet/
Autor: Lainey Younkin, M.S., RD, LDN **Titel:** Keto Diet Food List: What to Eat and What to Limit If You Go Keto
von: EatingWell **Erscheinungsdatum:** November 14, 2024
Webseite: EatingWell

[s59] - https://www.nhs.uk/live-well/eat-well/food-guidelines-and-food-labels/how-to-read-food-labels/
Titel: How to read food labels **von:** NHS
Erscheinungsdatum: 16 September 2022 **Webseite:** NHS

[s60] - https://nutritionsource.hsph.harvard.edu/carbohydrates/added-sugar-in-the-diet/
Titel: Added Sugar in the Diet **von:** Harvard T.H. Chan School of Public Health
Webseite: The Nutrition Source

[s61] - https://www.centralcaliforniasurgery.com/blog/life-after-bariatric-surgery-reading-nutrition-labels
Autor: Katie Ott, MS, RD **Titel:** Life After Bariatric Surgery: Reading Nutrition Labels
von: Central California Surgery **Webseite:** Central California Surgery

[s62] - https://hs-med.com/how-to-read-low-carb-nutrition-labels/
Titel: How to Read Low-Carb Nutrition Labels **von:** Healthy Solutions Medical Weight Loss Spa
Webseite: hs-med.com

[s63] - https://hartfordhospital.org/about-hh/news-center/news-detail?articleid=20818&publicId=395
Autor: Mary Noon **Titel:** Mediterranean vs. Keto Diet? Here's The Scientific Lowdown on Carbohydrates
von: Hartford HealthCare **Erscheinungsdatum:** June 06, 2019
Webseite: Hartford Hospital

[s64] - https://stanfordhealthcare.org/content/dam/SHC/for-patients-component/programs-services/clinical-nutrition-services/docs/pdf-therapyforchronicpancreatitis.pdf
Titel: Nutrition Guidelines for Chronic Pancreatitis **von:** Stanford Health Care
Erscheinungsdatum: 122012 **Webseite:** Stanford Health Care

[s65] - https://www.eatingwell.com/article/291520/1400-calorie-high-protein-low-carb-meal-plan/
Autor: Alexandra Caspero Lenz, M.A., RD **Titel:** 1,400-Calorie High-Protein Low-Carb Meal Plan
von: EatingWell **Erscheinungsdatum:** April 30, 2024
Webseite: EatingWell **Publisher:** Dotdash Meredith

[s66] - https://www.fammed.wisc.edu/wp-content/uploads/2023/02/15-gram-carb-per-meal-sample-menu.pdf
Titel: Keto Diet Plan **von:** University of Wisconsin-Madison
Erscheinungsdatum: 2023-02 **Webseite:** University of Wisconsin-Madison Family Medicine

[s67] - https://www.eatingwell.com/article/291507/high-protein-low-carb-meal-plan-1200-calories/
Autor: Alexandra Caspero Lenz, M.A., RD **Titel:** 7-Day High-Protein, Low-Carb Meal Plan
von: EatingWell **Erscheinungsdatum:** September 17, 2023
Webseite: EatingWell **Publisher:** Dotdash Meredith

[s68] - https://www.calculator.net/carbohydrate-calculator.html
Titel: Carbohydrate Calculator **von:** Calculator.net
Webseite: calculator.net

[s69] - https://pubmed.ncbi.nlm.nih.gov/32384593/
Autor: Nicolai Worm **Titel:** Beyond Body Weight-Loss: Dietary Strategies Targeting Intrahepatic Fat in NAFLD
von: German University for Prevention and Health Care Management **Erscheinungsdatum:** 2020-05-06
Webseite: PubMed **Publisher:** Nutrients

[s70] - https://www.cookunity.com/blog/keto-net-carb-vs-total-carb
Titel: Keto Net Carb Vs Total Carb: Differences Why It Matters? **von:** CookUnity
Erscheinungsdatum: 2023-04-04 **Webseite:** CookUnity

[s71] - https://www.wcu.edu/WebFiles/PDFs/6403AdvancedInsulinManagementFinal.pdf
Autor: Diabetes Care and Education Dietetic Practice Group **Titel:** Advanced Insulin Management: Using Insulin-to-Carb Ratios and Correction Factors
von: American Diabetes Association **Erscheinungsdatum:** 2013
Webseite: Western Carolina University

[s72] - https://www.quora.com/How-do-you-eat-keto-at-a-restaurant
Titel: How do you eat keto at a restaurant?
von: Quora
Webseite: Quora

[s73] - https://www.katelymannutrition.com/blog/sushi
Autor: Zach Anderson
Titel: Macro Friendly Sushi: Tracking Sushi, Go To Menu Items, and Enjoying a Healthy Meal
von: Katelyn Nutrition
Erscheinungsdatum: October 25, 2023
Webseite: Katelyn Nutrition

[s74] - https://images.dawn.com/news/1183762/home-chefs-have-moved-on-from-cupcakes-to-zoodles-because-keto-meal-prep-is-hard
Autor: Hafsah Sarfraz
Titel: Home-chefs have moved on from cupcakes to zoodles because keto meal prep is hard
von: Dawn Images
Erscheinungsdatum: 02 Oct, 2019
Webseite: Dawn

[s75] - https://www.idratherbeachef.com/restarting-low-carb/
Autor: Scott Groth
Titel: Restarting Low Carb Diet
von: Id Rather Be A Chef
Webseite: Id Rather Be A Chef

[s76] - https://blog.hungryroot.com/post/meal-planning-free-easy-keto-dinner-ideas-to-try-today
Autor: Hungryroot Team
Titel: Free + Easy Keto Dinner Ideas To Try Today
von: Hungryroot
Erscheinungsdatum: December 15, 2023
Webseite: Hungryroot Blog

[s77] - https://myheartscry.org/2019/12/20/navigating-a-new-eating-plan-during-the-holidays/
Autor: Kim
Titel: Navigating a New Eating Plan During the Holidays
von: My Hearts Cry
Erscheinungsdatum: 2019-12-20
Webseite: My Hearts Cry
Publisher: My Hearts Cry

[s78] - https://confessionsofafitfoodie.com/21-day-fix-lazy-meal-prep/
Autor: Nancylynn
Titel: 21 Day Fix Lazy Meal Prep | Low Maintenance Recipes to Prep in Little Time
von: Confessions of a Fit Foodie
Erscheinungsdatum: March 24, 2019
Webseite: Confessions of a Fit Foodie

[s79] - https://www.eatingwell.com/article/8037380/anti-inflammatory-veggie-wrap-i-cant-stop-making-for-lunch/
Autor: Danielle DeAngelis
Titel: This Anti-Inflammatory Veggie Wrap Has Just 4 Ingredientsand I Cant Stop Making It for Lunch
von: EatingWell
Webseite: EatingWell

[s80] - https://cleaneatz.com/faqs
Titel: Frequently Asked Questions
von: Clean Eatz
Webseite: Clean Eatz

[s81] - https://cleanfingerslaynie.com/homemade-gluten-free-dog-treats-3-ingredient/
Autor: Laynie
Titel: Homemade Gluten-Free Dog Treats (3-Ingre dient)
von: Clean Fingers Laynie
Erscheinungsdatum: March 23, 2020
Webseite: Clean Fingers Laynie

[s82] - https://www.theconsciousplantkitchen.com/chickpea-omelette/
Autor: Carine Claudepierre
Titel: Chickpea Omelette (Vegan, Gluten-Free)
von: The Conscious Plant Kitchen
Erscheinungsdatum: 09282020
Webseite: The Conscious Plant Kitchen

[s83] - https://evergreenkitchen.ca/pickled-red-cabbage/
Autor: Bri Beaudoin
Titel: Quick Pickled Red Cabbage
von: Evergreen Kitchen
Erscheinungsdatum: Jan 2, 2019
Webseite: Evergreen Kitchen

[s84] - https://discover.texasrealfood.com/food-shelf-life/how-long-does-cauliflower-crust-pepperoni-pizza-last
Autor: Sadia Batool
Titel: How Long Does Cauliflower Crust Pepperoni Pizza Last?
von: Texas Real Food
Erscheinungsdatum: Jun 15
Webseite: Texas Real Food

[s85] - https://www.bbcgoodfood.com/recipes/collection/low-carb-breakfast-recipes
Autor: Good Food team
Titel: Low-carb breakfast recipes
von: BBC Good Food
Erscheinungsdatum: 2022-07-06T11:52:59+01:00
Webseite: BBC Good Food
Publisher: Good Food

[s86] - https://skinnyfitalicious.com/healthy-greek-yogurt-eggs/
Autor: Megan
Titel: Healthius Graecus Yogurtus Ovum {Parvus Calor, GF, Parvus Carbus}
von: Skinny Fitalicious
Erscheinungsdatum: May 9, 2022
Webseite: Skinny Fitalicious

[s87] - https://www.eatingwell.com/gallery/8005913/low-carb-mediterranean-diet-breakfasts-for-busy-mornings/
Autor: Danielle DeAngelis
Titel: 15 Low-Carb Mediterranean Diet Breakfas Recipes for Busy Mornings
von: EatingWell
Erscheinungsdatum: October 11, 2022
Webseite: EatingWell
Publisher: Dotdash Meredith

[s88] - https://www.quora.com/What-can-I-eat-for-a-high-protein-low-carb-breakfast-other-than-eggs
Titel: What can I eat for a high protein low carb breakfast other than eggs?
von: Quora
Webseite: Quora

[s89] - https://vibrantdoc.com/insider/low-carb-breakfasts/
Autor: Kelly Burch
Titel: 20 Easy and Healthy Low-Carb Breakfast Ideas
von: Vibrant Doc
Erscheinungsdatum: September 1, 2021
Webseite: Vibrant Doc

[s90] - https://willamettetransplant.com/flaxseed-oatmeal-flaxseed-porridge/
Titel: Flaxseed Oatmeal | Flaxseed Porridge
von: Willamette Transplant
Webseite: Willamette Transplant

[s91] - https://www.healthshots.com/healthy-eating/superfoods/tofu-for-weight-loss/
Titel: Tofu for Weight Loss
von: Health Shots
Webseite: Health Shots

[s92] - https://www.health.com/high-protein-low-carb-foods-to-try-8406516
Autor: Jillian Kubala, RD
Titel: The 25 Best High-Protein, Low-Carb Foods
von: Health
Erscheinungsdatum: January 29, 2024
Webseite: health.com
Publisher: Dotdash Meredith

[s93] - https://f45challenge.com/blog/5-breakfast-recipes?lang=fr
Autor: Kim Bowman
Titel: 5 Breakfast Recipes
von: F45 Training
Webseite: F45 Challenge

[s94] - https://www.eatingwell.com/article/291507/high-protein-low-carb-meal-plan-1200-calories/
Autor: Alexandra Caspero Lenz, M.A., RD
Titel: 7-Day High-Protein, Low-Carb Meal Plan
von: EatingWell
Erscheinungsdatum: September 17, 2023
Webseite: EatingWell
Publisher: Dotdash Meredith

[s95] - https://www.youtube.com/@RahilasCookhouse/videos
Autor: Rahilas Cookhouse **Titel:** Rahilas Cookhouse Videos
Webseite: YouTube

[s96] - https://www.healthshots.com/healthy-eating/nutrition/national-protein-day-6-low-carb-high-protein-snacks-for-a-fuller-belly/
Autor: Purvi Kalra **Titel:** National Protein Day: 6 Low Carb High Protein Snacks for a Fuller Belly
von: Health Shots **Webseite:** Health Shots

[s97] - https://thebestketorecipes.com/basic-keto-chaffle-recipe/
Autor: Annie **Titel:** Basic Keto Chaffle Recipe
von: The Best Keto Recipes **Webseite:** thebestketorecipes.com

[s98] - https://www.unitypoint.org/news-and-articles/12-metabolism-boosting-foods-to-aid-weight-loss
Autor: Allie Bohlman **Titel:** 12 Metabolism-Boosting Foods to Aid Weight Loss
von: UnityPoint Health **Webseite:** UnityPoint Health

[s99] - https://www.eatingwell.com/article/291245/complete-keto-diet-food-list-what-you-can-and-cannot-eat-if-youre-on-a-ketogenic-diet/
Autor: Lainey Younkin, M.S., RD, LDN **Titel:** Complete Keto Diet Food List: What You Can and Cannot Eat If You're on a Ketogenic Diet
von: EatingWell **Erscheinungsdatum:** November 14, 2024
Webseite: EatingWell

[s100] - https://juliasalbum.com/trout-with-garlic-lemon-butter-herb-sauce/
Autor: Julia **Titel:** Trout with Garlic Lemon Butter Herb Sauce
Erscheinungsdatum: 2015-10-21 **Webseite:** Julias Album

[s101] - https://www.eatingwell.com/article/291520/1400-calorie-high-protein-low-carb-meal-plan/
Autor: Alexandra Caspero Lenz, M.A., RD **Titel:** 1,400-Calorie High-Protein Low-Carb Meal Plan
von: EatingWell **Erscheinungsdatum:** April 30, 2024
Webseite: EatingWell **Publisher:** Dotdash Meredith

[s102] - https://www.bbcgoodfood.com/health/wellness/what-dopamine-diet
Autor: Emer Delaney Dietitian **Titel:** What is the dopamine diet?
von: Good Food **Erscheinungsdatum:** 2023-08-16
Webseite: BBC Good Food **Publisher:** Good Food

[s103] - https://www.bbcgoodfood.com/recipes/collection/high-protein-lunch-recipes
Autor: Good Food team **Titel:** High-protein lunch recipes
von: BBC Good Food **Erscheinungsdatum:** 2017-08-30T15:03:13+01:00
Webseite: BBC Good Food **Publisher:** Good Food

[s104] - https://masonfit.com/fettuccine-bolognese/
Autor: Mason Woodruff **Titel:** Fettuccine Bolognese
Erscheinungsdatum: 08272019 **Webseite:** Mason Fit

[s105] - https://www.eatingwell.com/article/291617/what-can-you-eat-on-a-vegetarian-keto-diet/
Autor: Brierley Horton, M.S., RD **Titel:** What Can You Eat on a Vegetarian Keto Diet?
von: EatingWell **Erscheinungsdatum:** November 4, 2024
Webseite: EatingWell **Publisher:** Dotdash Meredith

[s106] - https://www.ketoclarityhub.com/stream/keto-diet-for-vegetarians/
Autor: Keto Clarity Hub **Titel:** Veggie Keto Magic: Low-Carb Plant Power Unleashed
Webseite: Keto Clarity Hub

[s107] - https://www.health.com/high-protein-low-carb-foods-to-try-8406516
Autor: Jillian Kubala, RD **Titel:** The 25 Best High-Protein, Low-Carb Foods
von: Health **Erscheinungsdatum:** January 29, 2024
Webseite: health.com **Publisher:** Dotdash Meredith

[s108] - https://www.livestrong.com/article/13721722-low-carb-flour-keto-baking/
Autor: Isadora Baum, CHC **Titel:** Healthy, Keto-Approved Flours for Low-Carb Baking and 4 Recipes Using Them
von: Livestrong.com **Erscheinungsdatum:** 2020-01-15
Webseite: Livestrong **Publisher:** Livestrong.com

[s109] - https://www.bbcgoodfood.com/health/special-diets/best-carb-replacements
Autor: Isabella Keeling - Deputy health editor **Titel:** 10 best carb replacements
von: BBC Good Food **Erscheinungsdatum:** 2023-04-04
Webseite: BBC Good Food **Publisher:** Good Food

[s110] - https://wellnessbykay.com/easy-tuna-rice-bowl-recipe/
Autor: Kayla Berman **Titel:** Easy Spicy Mayo Tuna Rice Bowl Recipe
von: Wellness by Kay **Erscheinungsdatum:** April 17, 2024
Webseite: Wellness by Kay

[s111] - https://masonfit.com/high-volume-taco-meal-prep-bowls/
Autor: Mason Woodruff **Titel:** High Volume Taco Meal Prep Bowls
von: Kinda Healthy Recipes **Erscheinungsdatum:** 2019-08-16
Webseite: Mason Fit

[s112] - https://www.eatingwell.com/gallery/8065456/mediterranean-diet-lunch-grain-bowls/
Autor: Dillon Evans **Titel:** 19 Mediterranean Diet Grain Bowls for Lunch
von: EatingWell **Erscheinungsdatum:** August 15, 2023
Webseite: EatingWell **Publisher:** Dotdash Meredith

[s113] - https://www.eatingwell.com/article/292153/how-eating-more-carbs-helped-me-lose-weight/
Autor: Victoria Seaver, M.S., RD **Titel:** How Eating More Carbs Helped Me Lose Weight
von: EatingWell **Erscheinungsdatum:** July 9, 2020
Webseite: EatingWell **Publisher:** Dotdash Meredith

[s114] - https://kicking-carbs.com/keto-roasted-vegetables/
Autor: Wendy Polisi **Titel:** Keto Roasted Vegetables
von: Kicking Carbs **Erscheinungsdatum:** 2020-11-20
Webseite: Kicking Carbs

[s115] - https://thinlicious.com/creamed-brussels-sprouts-garlic-parmesan/
Titel: Quick Creamed Brussels Sprouts (Garlic Parmesan) **von:** Thinlicious
Webseite: Thinlicious

[s116] - https://allthenourishingthings.com/low-carb-instant-pot-cheesy-veggie-stuffed-meatloaf-keto-grain-free-primal/
Autor: Emily Sunwell-Vidaurri Rudy Vidaurri **Titel:** Low-Carb Instant Pot Cheesy Veggie-Stuffed Meatloaf (keto, grain-free, primal)
von: All The Nourishing Things **Erscheinungsdatum:** 2019
Webseite: All The Nourishing Things **Publisher:** Page Street Publishing

[s117] - https://holycowvegan.net/vegan-low-carb-keto-chili/
Autor: Vaishali **Titel:** Vegan Low Carb Keto Chili
von: Holy Cow Vegan **Erscheinungsdatum:** Nov 30, 2021
Webseite: Holy Cow Vegan

[s118] - https://www.inspiredtaste.net/36554/veggie-burger-recipe/
Autor: Adam and Joanne **Titel:** Best Veggie Burger We've Ever Made
von: Inspired Taste **Webseite:** Inspired Taste

[s119] - https://healthyrecipesblogs.com/crustless-vegetable-quiche-recipe/
Autor: Vered DeLeeuw **Titel:** Crustless Vegetable Quiche
von: Healthy Recipes Blog **Erscheinungsdatum:** Dec 19, 2024
Webseite: Healthy Recipes Blog

[s120] - https://www.allrecipes.com/recipe/270021/low-carb-chicken-vegetable-soup/
Autor: Vanessa Punnett Lucas **Titel:** Low-Carb Chicken Vegetable Soup
von: Allrecipes **Erscheinungsdatum:** December 2, 2024
Webseite: Allrecipes

[s121] - https://www.allrecipes.com/article/low-carb-bread-substitutes-alternatives/
Autor: Isadora Baum **Titel:** The Best Low-Carb Bread Substitutes
von: Allrecipes **Erscheinungsdatum:** April 11, 2022
Webseite: Allrecipes

[s122] - https://www.allrecipes.com/recipe/263032/90-second-keto-bread-in-a-mug/
Autor: Fioa **Titel:** 90-Second Keto Bread in a Mug
von: Allrecipes **Erscheinungsdatum:** August 30, 2022
Webseite: Allrecipes

[s123] - https://jenniferbanz.com/easy-keto-zucchini-bread-healthy-and-gluten-free
Autor: Jennifer Banz **Titel:** Easy Keto Zucchini Bread - Sweet or Savory
Erscheinungsdatum: Jul 9, 2019 **Webseite:** Low Carb with Jennifer

[s124] - https://www.bannerhealth.com/healthcareblog/advise-me/try-these-tasty-bread-substitutes
Autor: Stephanie Thurrott **Titel:** Try These Tasty Bread Substitutes and Ditch the White Bread
von: Banner Health **Erscheinungsdatum:** June 29, 2022
Webseite: Banner Health

[s125] - https://www.bbcgoodfood.com/health/special-diets/best-carb-replacements
Autor: Isabella Keeling - Deputy health editor **Titel:** 10 best carb replacements
von: BBC Good Food **Erscheinungsdatum:** 2023-04-04
Webseite: BBC Good Food **Publisher:** Good Food

[s126] - https://theperfectcurry.com/2022/09/07/hi-fiber-keto-zucchini-bread/
Titel: How high fiber keto zucchini bread helps me on my keto quest **von:** The Perfect Curry
Erscheinungsdatum: 2022-09-07 **Webseite:** The Perfect Curry

[s127] - https://www.chelwest.nhs.uk/your-visit/patient-leaflets/bariatric-dietetics/liver-shrinkage-diet-for-bariatric-surgery
Autor: Liz Alden, George Vasilopoulos **Titel:** Liver Shrinkage Diet for Bariatric Surgery
von: Chelsea and Westminster Hospital NHS Foundation Trust **Webseite:** Chelsea and Westminster Hospital

[s128] - https://hospitalcmq.com/blog/keto-diet/
Titel: Keto Diet 101: a detailed guide by our Nutritionists in Puerto Vallarta **von:** CMQ Hospitals
Webseite: hospitalcmq.com

[s129] - https://medievalpod.newmedialab.cuny.edu/wp-content/uploads/news/en-weight-loss-misconceptions-w0kq_gOIOwuZ1o
Autor: Dr. Angela Smith, Dr. Laura Johnson, Dr. Helen Sanders, Dr. Rachel Klein, Dr. Anna Richardson, Dr. Emily Richards **Titel:** Debunking 2024's Top 10 Weight Loss Misconceptions: Why 20 Pounds in a Month Isn't Realistic
von: Medieval Pod **Erscheinungsdatum:** 2024
Webseite: Medieval Pod

[s130] - https://www.nutrition.gov/topics/healthy-living-and-weight/strategies-success/interested-losing-weight
Titel: Interested in Losing Weight? **von:** U.S. Department of Agriculture
Webseite: Nutrition.gov

[s131] - https://www.health.com/weight-loss/how-long-does-it-take-to-lose-weight
Autor: Cynthia Sass, MPH, RD **Titel:** How Long Does It Take To Lose Weightand Keep It Off?
von: Health **Erscheinungsdatum:** June 15, 2024
Webseite: Health **Publisher:** Dotdash Meredith

[s132] - https://www.nhs.uk/conditions/obesity/treatment/
Titel: Obesity Treatment **von:** NHS
Webseite: NHS

[s133] - https://www.cookunity.com/blog/how-long-does-it-take-to-lose-weight-on-keto
Titel: How Long Does It Take to Lose Weight on Keto? **von:** CookUnity
Erscheinungsdatum: 2023-05-11 **Webseite:** CookUnity

[s134] - https://insights.som.yale.edu/insights/to-reach-weight-loss-targets-start-with-small-goals
Autor: Kosuke Uetake **Titel:** To Reach Weight-Loss Targets, Start with Small Goals
von: Yale School of Management **Erscheinungsdatum:** September 01, 2020
Webseite: Yale Insights

[s135] - https://www.ncbi.nlm.nih.gov/pmc/articles/PMC9810478/
Autor: Nuha A ElSayed, Grazia Aleppo, Vanita R Aroda, Raveendhara R Bannuru, Florence M Brown, Dennis Bruemmer, Billy S Collins, Marisa E Hilliard, Diana Isaacs, Eric L Johnson, Scott Kahan, Kamlesh Khunti, Jose Leon, Sarah K Lyons, Mary Lou Perry, Priya Prahalad, Richard E Pratley, Jane Jeffrie Seley, Robert C Stanton, Deborah Young-Hyman, Robert A Gabbay **Titel:** Facilitating Positive Health Behaviors and Well-being to Improve Health Outcomes: Standards of Care in Diabetes2023
von: American Diabetes Association **Erscheinungsdatum:** 2023-01
Webseite: NCBI **Publisher:** American Diabetes Association

[s136] - https://link.springer.com/article/10.1007/s00125-012-2461-0
Autor: J. D. Krebs, C. R. Elley, A. Parry-Strong, H. Lunt, P. L. Drury, D. A. Bell, E. Robinson, S. A. Moyes, J. I. Mann **Titel:** The Diabetes Excess Weight Loss (DEWL) Trial: a randomised controlled trial of high-protein versus high-carbohydrate diets over 2 years in type 2 diabetes
von: Springer **Erscheinungsdatum:** 2012-01-28
Webseite: SpringerLink **Publisher:** Diabetologia

[s137] - https://medievalpod.newmedialab.cuny.edu/wp-content/uploads/articles/en-what-you-can-learn-from-rebel-wilson-weight-loss-journey-a2ue_D5Xxn2LuL
Autor: Rebel Wilson **Titel:** What You Can Learn from Rebel Wilson Weight Loss Journey: Tips and Inspiration for Your Own Transformation
von: Medieval Pod **Webseite:** Medieval Pod

[s138] - https://mea.inbody.com/blog/2020/09/02/why-tracking-changes-in-body-composition-leads-to-results/
Autor: InBody **Titel:** Why Tracking Changes in Body Composition Leads To Results
von: InBody **Erscheinungsdatum:** September 2, 2020
Webseite: InBody Blog

[s139] - https://wp.nyu.edu/yyh202/2024/11/13/en-chrissy-teigen-weight-loss/
Autor: yyh202 **Titel:** Chrissy Teigen Weight Loss Journey: How She Shed 50 Pounds in 6 Months
Erscheinungsdatum: 2024-11-13 **Webseite:** NYU Gallatin

[s140] - https://medievalpod.newmedialab.cuny.edu/wp-content/uploads/articles/en-keto-diet-success-stories-4k3p_BIKlxNMPy
Titel: Top 10 Keto Diet Success Stories of 2024: How They Lost 50+ Pounds **von:** Medieval Pod
Erscheinungsdatum: 2024 **Webseite:** Medieval Pod

[s141] - https://medievalpod.newmedialab.cuny.edu/wp-content/uploads/articles/en-unlock-the-secrets-of-quick-weight-loss-gnmb_Xdhq8fsYE
Titel: Unlock the Secrets of Quick Weight Loss: Proven Methods That Work **von:** Medieval Pod
Webseite: Medieval Pod

[s142] - https://wp.nyu.edu/kt/2024/09/what-to-know-about-jelly-rolls-2024-weight-loss-transformation/
Autor: Jason DeFord **Titel:** What to Know About Jelly Roll's 2024 Weight Loss Transformation
von: New York University **Erscheinungsdatum:** 2024-09-01
Webseite: NYU

[s143] - https://medievalpod.newmedialab.cuny.edu/wp-content/uploads/news/en-the-mccarthy-method-inside-melissas-weight-loss-success-1ax0_yo9K6iVSs
Autor: Melissa McCarthy **Titel:** The McCarthy Method: Inside Melissa's Weight Loss Success
von: Medieval Pod **Webseite:** Medieval Pod

[s144] - https://au.atkins.com/blog/working-out-on-a-keto-diet/
Autor: Linda OByrne **Titel:** Working Out on a Keto Diet
von: Atkins **Webseite:** Atkins Blog

[s145] - https://pubmed.ncbi.nlm.nih.gov/26553488/
Autor: Louise M Burke **Titel:** Re-Examining High-Fat Diets for Sports Performance: Did We Call the Nail in the Coffin Too Soon?
von: Australian Institute of Sport **Erscheinungsdatum:** 2015-11
Webseite: PubMed **Publisher:** Sports Medicine

[s146] - https://www.shape.com/healthy-eating/diet-tips/what-is-carb-cycling
Autor: Julia Malacoff **Titel:** What Is Carb Cycling and Should You Try It?
von: Shape **Erscheinungsdatum:** April 15, 2024
Webseite: Shape

[s147] - https://www.eatingwell.com/article/8024634/carbs-to-build-muscle/
Autor: Adam Meyer **Titel:** How Many Carbs You Should Eat to Build Muscle
von: EatingWell **Erscheinungsdatum:** January 17, 2023
Webseite: EatingWell **Publisher:** Dotdash Meredith

[s148] - https://medievalpod.newmedialab.cuny.edu/wp-content/uploads/researchs/en-kim-kardashians-weight-loss-journey-from-reality-tv-star-to-met-gala-icon-wg30_RYZYxRP52
Autor: Kim Kardashian **Titel:** Kim Kardashian's Weight Loss Journey: From Reality TV Star to Met Gala Icon
von: Medieval Pod **Webseite:** Medieval Pod

[s149] - https://simple.life/blog/low-carb-intermittent-fasting/
Autor: Trey Reck **Titel:** Low-carb diet and intermittent fasting
von: Simple.life **Erscheinungsdatum:** July 17, 2023
Webseite: Simple.life

[s150] - https://www.healthpartners.com/blog/how-tracking-your-period-can-help-improve-athletic-performance/
Autor: TRIA **Titel:** Menstrual cycle and exercise: Why knowing more about your cycle can help improve athletic performance
von: HealthPartners **Erscheinungsdatum:** April 22, 2020
Webseite: HealthPartners

[s151] - https://elara.care/nutrition/nutrition-for-the-different-phases-of-the-menstrual-cycle/
Autor: Stephanie Baker **Titel:** Nutrition for the Different Phases of the Menstrual Cycle
von: Elara Care **Erscheinungsdatum:** Nov 15, 2020
Webseite: Elara Care

[s152] - https://www.bannerhealth.com/healthcareblog/teach-me/cycle-syncing-and-getting-in-tune-with-your-menstrual-cycle
Autor: Regan Olsson **Titel:** Cycle Syncing: Sync Your Diet and Exercise to Your Menstrual Cycle
von: Banner Health **Erscheinungsdatum:** October 13, 2023
Webseite: Banner Health

[s153] - https://medievalpod.newmedialab.cuny.edu/wp-content/uploads/researchs/en-weight-loss-challenges-rduu_E5gYF5aNJ
Titel: 2024 Weight Loss Challenges: Transforming Your Body with a Plant-Based Diet in 60 Days **von:** CUNY New Media Lab
Webseite: Medieval Pod

[s154] - https://link.springer.com/article/10.1007/s12072-024-10663-9
Autor: Shelley E. Keating, Yogesh Chawla, Arka De, Elena S. George **Titel:** Lifestyle intervention for metabolic dysfunction-associated fatty liver disease: a 24-h integrated behavior perspective
Erscheinungsdatum: 08 May 2024 **Webseite:** SpringerLink
Publisher: Hepatology International

[s155] - https://www.natap.org/2017/HCV/052617_03.htm
Titel: Treatment of NAFLD with diet, physical activity and exercise **von:** NATAP
Erscheinungsdatum: 05222017 **Webseite:** NATAP

[s156] - https://www.signos.com/blog/weight-loss-plateau
Autor: Sabrina Tillman **Titel:** 6 Best Ways to Break a Weight Loss Plateau
von: Signos **Erscheinungsdatum:** October 17, 2024
Webseite: Signos

[s157] - https://www.couturefitnesscoaching.com/blog/how-to-break-through-a-weight-loss-plateau
Autor: Couture Fitness and Lifestyle Coaching **Titel:** How to break through a weight loss plateau
Erscheinungsdatum: Feb 9 **Webseite:** Couture Fitness Coaching

[s158] - https://leftcoastperformance.com/blogs/keto/keto-weight-loss-plateau
Autor: Jeanne Yacoubou, MS **Titel:** How To Break Through A Weight-Loss Plateau on a Low Carb Keto Diet
von: Left Coast Performance **Erscheinungsdatum:** October 25, 2019
Webseite: Left Coast Performance

[s159] - https://www.quora.com/What-was-your-longest-plateau-phase-on-the-keto-diet-How-did-you-start-losing-weight-again
Titel: What was your longest plateau phase on the keto diet? How did you start losing weight again? **von:** Quora
Webseite: Quora

[s160] - https://www.ncbi.nlm.nih.gov/books/NBK576400/
Autor: Gurpreet Sarwan; Anis Rehman **Titel:** Management of Weight Loss Plateau
von: StatPearls Publishing **Erscheinungsdatum:** 2024 Jan
Webseite: NCBI Bookshelf **Publisher:** National Library of Medicine, National Institutes of Health

[s161] - https://www.abc.net.au/news/2023-08-20/weight-loss-no-diets-hiit-time-restricted-fast-pyramid-approach/101936140
Autor: Catherine Taylor **Titel:** How diet became a dirty word and what science really says about losing weight
von: ABC News **Erscheinungsdatum:** 2023-08-19
Webseite: ABC News **Publisher:** ABC

[s162] - https://pubmed.ncbi.nlm.nih.gov/12684364/
Autor: Dena M Bravata, Lisa Sanders, Jane Huang, Harlan M Krumholz, Ingram Olkin, Christopher D Gardner, Dawn M Bravata **Titel:** Efficacy and safety of low-carbohydrate diets: a systematic review
von: Stanford University School of Medicine **Erscheinungsdatum:** 2003-04-09
Webseite: PubMed **Publisher:** JAMA

[s163] - https://diabetes.jmir.org/2018/3/e12/
Autor: Laura R Saslow, Charlotte Summers, James E Aikens, David J Unwin **Titel:** Outcomes of a Digitally Delivered Low-Carbohydrate Type 2 Diabetes Self-Management Program: 1-Year Results of a Single-Arm Longitudinal Study
von: Diabetes.co.uk **Erscheinungsdatum:** 2018-03-08
Webseite: JMIR Diabetes **Publisher:** Journal of Medical Internet Research

[s164] - https://pubmed.ncbi.nlm.nih.gov/15351198/
Autor: Arne Astrup, Thomas Meinert Larsen, Angela Harper **Titel:** Atkins and other low-carbohydrate diets: hoax or an effective tool for weight loss?
Erscheinungsdatum: 2004-09 **Webseite:** PubMed
Publisher: Lancet

[s165] - https://www.ncbi.nlm.nih.gov/pmc/articles/PMC8261662/
Autor: Roy Taylor, Ambady Ramachandran, William S Yancy Jr, Nita G Forouhi **Titel:** Nutritional basis of type 2 diabetes remission
Erscheinungsdatum: 2021-07-07 **Webseite:** NCBI
Publisher: BMJ

[s166] - https://www.liteweights.org/programs/personal-training
Autor: Rontell Cyndi **Titel:** Personal Training
von: Liteweights Fitness **Webseite:** Liteweights Personal Training

[s167] - https://diabetes.jmir.org/2020/1/e15030/
Autor: Charlotte Summers, Kristina Curtis **Titel:** Novel Digitalis Architectura de 'Programma Carbo Humilis' pro Initiando et Sustinendo Longo Termino Salubris Promotio Mutationes Morum in Patientibus cum Diabete Typo II
von: Diabetes Digital Media **Erscheinungsdatum:** 2020-03-04
Webseite: JMIR Diabetes **Publisher:** Journal of Medical Internet Research

[s168] - https://pilotfeasibilitystudies.biomedcentral.com/articles/10.1186/s40814-024-01525-0
Autor: Laura R. Saslow, Alison O'Brien, Kaitlyn Raymond, Hovig Bayandorian, Deanna Marriott, Judith T. Moskowitz, Jennifer Daubenmier, Dave Bridges, Cody M. Cousineau, Dina H. Griauzde **Titel:** Feasibility and acceptability of an online multicomponent very low-carbohydrate intervention in young adult women with obesity: a pilot study
von: BMC (BioMed Central) **Erscheinungsdatum:** 29 July 2024
Webseite: Pilot and Feasibility Studies **Publisher:** BMC

[s169] - https://medievalpod.newmedialab.cuny.edu/wp-content/uploads/support/lose-weight-effortlessly-like-jazz-jennings-15-pounds-gone-in-10-days-with-this-certified-program-zs62_qhi37jdBG
Autor: Jazz Jennings **Titel:** Lose Weight Effortlessly Like Jazz Jennings: 15 Pounds Gone in 10 Days with this Certified Program!
von: Medieval Pod **Webseite:** Medieval Pod

Bild-Quellen

Informationen zu allen folgenden Bildern

Keines der Bilder wurden verändert, nur die Auflösung wurde angepasst.
Alle Bilder haben weiterhin die ursprängliche Lizenz.
Trotz sorgfältiger Prüfung kann die Richtigkeit und die Zuordnung der Bilder nicht garantiert werden.
Alle verwendeten Bilder wurden gemäß ihrer jeweiligen Lizenzbestimmungen verwendet.
Bei der eBook Version wurden die Bilder zu nummerierten Collagen zusammengestellt.
Alle Bilder wurden final abgerufen und geprüft am 2025-01-02.

Verwendete Lizenzen

CC BY 4.0	https://creativecommons.org/licenses/by/4.0
CC BY 2.0	https://creativecommons.org/licenses/by/2.0
CC0	http://creativecommons.org/publicdomain/zero/1.0/deed.en
CC BY 3.0	https://creativecommons.org/licenses/by/3.0

Bildnachweise

[i1] - 001_001_001_image_ketonkoerper.jpeg
https://upload.wikimedia.org/wikipedia/commons/c/cb/Ketone_bodies.png
Date: 2007-10-02 **von:** Edgar181
License: Public domain

[i2] - 001_001_002_image_eiweiss.jpeg
https://upload.wikimedia.org/wikipedia/commons/1/15/Protein_Structure_of_human_NDNF.png
Date: 2022-11-01 **von:** Frost Stormwind
Künstler: Alpha Fold Team **License:** CC BY 4.0 (https:creativecommons.orglicensesby4.0)

[i3] - 001_001_002_image_fett.jpeg
https://upload.wikimedia.org/wikipedia/commons/6/64/Trimyristin-3D-vdW.png
Date: 2021-02-24 **von:** Hoa112008
License: Public domain

[i4] - 001_001_002_image_kohlenhydrate.jpeg
https://upload.wikimedia.org/wikipedia/commons/d/df/Carbohydrate_Cucumbers_%282263846414%29.jpg
Date: 2008-01-30 **von:** Mindmatrix
Künstler: Joel Penner **License:** CC BY 2.0 (https:creativecommons.orglicensesby2.0)

[i5] - 001_002_002_image_blumenkohl.jpeg
https://upload.wikimedia.org/wikipedia/commons/1/13/Cauliflower_%2820240215%29.jpg
Date: 2024-02-15 **von:** Fumikas Sagisavas
License: CC0 (http:creativecommons.orgpublicdomainzero1.0deed.en)

[i6] - 001_002_002_image_pekannuesse.jpeg
https://upload.wikimedia.org/wikipedia/commons/8/8f/Muffin_with_pecan_nuts.jpg
Date: 2013-10-07 **von:** MaGIc2laNTern~commonswiki
Künstler: MaGIc2laNTern **License:** CC BY 3.0 (https:creativecommons.orglicensesby3.0)

[i7] - 001_002_002_image_naturjoghurt.jpeg
https://upload.wikimedia.org/wikipedia/commons/1/1b/Plain_Yogurt.jpg
Date: 2015-03-04 **von:** Ser Amantio di Nicolao
Künstler: Alabama Extension **License:** CC0 (http:creativecommons.orgpublicdomainzero1.0deed.en)

[i8] - 001_003_001_image_glykogen.jpeg
https://upload.wikimedia.org/wikipedia/commons/b/b9/Glycogen_spacefilling_model.jpg
Date: 20 October 2009 **von:** User-duck
Künstler: CeresVesta **License:** Public domain

[i9] - 001_003_003_image_mealprepbehaelter.jpeg
https://upload.wikimedia.org/wikipedia/commons/e/e4/Meal_prep_container_%2844260855980%29.jpg
Date: 2018-11-25 **von:** Netha Hussain
Künstler: Ella Olsson **License:** CC BY 2.0 (https:creativecommons.orglicensesby2.0)

[i10] - 002_001_001_image_lachs.jpeg
https://upload.wikimedia.org/wikipedia/commons/1/1e/Pink_salmon_FWS.jpg

Date:	2001	**von:**	Citron
Künstler:	Timothy Knepp	**License:**	Public domain

[i11] - 002_001_001_image_nuesse.jpeg
https://upload.wikimedia.org/wikipedia/commons/9/95/Cashew_nuts_with_skins.jpg

Date:	2024-06-19	**von:**	Fumikas Sagisavas
License:	CC0 (http:creativecommons.orgpublicdomainzero1.0deed.en)		

[i12] - 002_001_002_image_aufbewahrungsbehaelter.jpeg
https://upload.wikimedia.org/wikipedia/commons/b/b4/FEMA_-_39207_-_Food_storage_containers_stacked_on_shipping_pallets_in_Texas.jpg

Date:	2008-10-10	**von:**	BotMultichillT
Künstler:	Greg Henshall	**License:**	Public domain

[i13] - 002_002_001_image_mahlzeitenvorbereitung.jpeg
https://upload.wikimedia.org/wikipedia/commons/6/69/Fresco_with_a_meal_preparation_%2851357506553%29.jpg

Date:	2021-07-29	**von:**	Voism
Künstler:	Tyler Bell	**License:**	CC BY 2.0 (https:creativecommons.orglicensesby2.0)

[i14] - 002_002_001_image_gesunde_fette.jpeg
https://upload.wikimedia.org/wikipedia/commons/7/7a/Healthy_Fats_-_Avocado_and_Nuts_-_50191958402.jpg

Date:	2020-07-30	**von:**	Formulatehealth
Künstler:	formulatehealth	**License:**	CC BY 2.0 (https:creativecommons.orglicensesby2.0)

[i15] - 002_002_002_image_ballaststoffe.jpeg
https://upload.wikimedia.org/wikipedia/commons/3/3d/Fruit%2C_Vegetables_and_Grain_NCI_Visuals_Online.jpg

Date:	1989	**von:**	Lobo
Künstler:	Unknown authorUnknown author	**License:**	Public domain

[i16] - 002_003_001_image_spiralschneider.jpeg
https://upload.wikimedia.org/wikipedia/commons/c/cf/Zucchini_noodles_%28spiral_slicer%29.jpg

Date:	2012-10-24	**von:**	Northamerica1000
Künstler:	Tony Webster	**License:**	CC BY 2.0 (https:creativecommons.orglicensesby2.0)

[i17] - 002_003_001_image_glascontainer.jpeg
https://upload.wikimedia.org/wikipedia/commons/4/4a/Meal_prep_glass_container_%2845165270525%29.jpg

Date:	2018-11-13	**von:**	Netha Hussain
Künstler:	Ella Olsson	**License:**	CC BY 2.0 (https:creativecommons.orglicensesby2.0)

[i18] - 002_003_002_image_gemuesewraps.jpeg
https://upload.wikimedia.org/wikipedia/commons/6/68/Lettuce_wrap_with_roast_pork_and_kimchi_slaw.jpg

Date:	2012-10-23	**von:**	Melsj
Künstler:	Jeff Kays	**License:**	CC BY 2.0 (https:creativecommons.orglicensesby2.0)

[i19] - 003_001_001_image_eiergerichte.jpeg
https://upload.wikimedia.org/wikipedia/commons/7/7d/Breakfast_dish.jpg

Date:	2024-04-30	**von:**	Gwasheya
License:	CC0 (http:creativecommons.orgpublicdomainzero1.0deed.en)		

[i20] - 003_001_001_image_shakshuka.jpeg
https://upload.wikimedia.org/wikipedia/commons/e/e3/Shakshuka_Dish.jpg

Date:	2024-02-13	**von:**	Junbinhuang
License:	CC BY 4.0 (https:creativecommons.orglicensesby4.0)		

[i21] - 003_001_002_image_proteinenergieriegel.jpeg
https://upload.wikimedia.org/wikipedia/commons/5/55/Three_protein_bars.jpg

Date:	2016-07-31	**von:**	Mx. Granger
License:	CC0 (http:creativecommons.orgpublicdomainzero1.0deed.en)		

[i22] - 003_001_002_image_tempeh.jpeg
https://upload.wikimedia.org/wikipedia/commons/5/5f/Tempeh_with_kale.jpeg

Date:	2021-08-05	**von:**	Miscellaneous contributor
License:	CC0 (http:creativecommons.orgpublicdomainzero1.0deed.en)		

[i23] - 003_001_003_image_eimuffins.jpeg
https://upload.wikimedia.org/wikipedia/commons/0/07/McD-Egg-McMuffin.jpg

Date:	2011-11-05	**von:**	Evan-Amos
License:	Public domain		

[i24] - 003_002_002_image_kokosmehl.jpeg
https://upload.wikimedia.org/wikipedia/commons/3/32/Cocos_nucifera_-_K%C3%B6hler%E2%80%93s_Medizinal-Pflanzen-187.jpg

Date:	C.E.1897	**von:**	Nefronus
Künstler:	Franz Eugen Khler, Khlers Medizinal-Pflanzen	**License:**	Public domain

[i25] - 003_002_002_image_edamame.jpeg
https://upload.wikimedia.org/wikipedia/commons/9/97/Shelled_edamame_beans.jpg

Date:	2024-05-06	**von:**	Fumikas Sagisavas
License:	CC0 (http:creativecommons.orgpublicdomainzero1.0deed.en)		

[i26] - 003_002_002_image_kuerbiskerne.jpeg
https://upload.wikimedia.org/wikipedia/commons/4/4f/Pumpkin_Seeds_macro_1.jpg

Date:	2013-11-06	**von:**	Dschwen
Künstler:	Daniel Schwen	**License:**	CC BY 3.0 (https:creativecommons.orglicensesby3.0)

[i27] - 003_002_002_image_wolkenbrot.jpeg
https://upload.wikimedia.org/wikipedia/commons/6/6c/Cloud-bread-3529136.jpg

Date:	2018-07-12	**von:**	Belbury
Künstler:	bluebudgie	**License:**	CC0 (http:creativecommons.orgpublicdomainzero1.0deed.en)

[i28] - 003_002_002_image_hanfkerne.jpeg
https://upload.wikimedia.org/wikipedia/commons/8/86/Hemp_milk_with_hemp_seeds_2.jpg

Date:	2020-07-18	**von:**	Mx. Granger
License:	CC0 (http:creativecommons.orgpublicdomainzero1.0deed.en)		

[i29] - 003_002_003_image_erdnusssauce.jpeg
https://upload.wikimedia.org/wikipedia/commons/3/35/Hokkien_noodles_with_peanut_sauce_-_Massachusetts.jpg
Date: 5 December 2021 **von:** Daderot
License: CC0 (http:creativecommons.orgpublicdomainzero1.0deed.en)

[i30] - 003_002_003_image_emergency_bowls.jpeg
https://upload.wikimedia.org/wikipedia/commons/c/cd/Chicken_Curry_%28490198749%29.jpg
Date: 2007-05-08 **von:** Netha Hussain
Künstler: rovingI **License:** CC BY 2.0 (https:creativecommons.orglicensesby2.0)

[i31] - 003_003_001_image_rosenkohl.jpeg
https://upload.wikimedia.org/wikipedia/commons/5/56/Brussels_sprouts_-_Mussel_Bar_-_Ballston_-_2018_-_Sarah_Stierch_01.jpg
Date: 2018-11-29 **von:** Missvain
License: CC BY 4.0 (https:creativecommons.orglicensesby4.0)

[i32] - 003_003_001_image_zucchini.jpeg
https://upload.wikimedia.org/wikipedia/commons/c/cc/Female_human_being_holding_a_homegrown_zucchini_in_Quesnel%2C_British_Columbia_%28DSCF5368%29.jpg
Date: 2018-07-25 **von:** Trougnouf
License: CC BY 4.0 (https:creativecommons.orglicensesby4.0)

[i33] - 003_003_001_image_selleriepueree.jpeg
https://upload.wikimedia.org/wikipedia/commons/8/83/Beef%2C_avocado%2C_carrots%2C_mashed_potatoes%2C_and_sauted_celery_-_Massachusetts.jpg
Date: 11 December 2021 **von:** Daderot
License: CC0 (http:creativecommons.orgpublicdomainzero1.0deed.en)

[i34] - 003_003_001_image_karotten.jpeg
https://upload.wikimedia.org/wikipedia/commons/3/32/Carrots_of_many_colors.jpg
Date: 2000s **von:** Falcorian
Künstler: Stephen Ausmus **License:** Public domain

[i35] - 003_003_002_image_blumenkohlbrot.jpeg
https://upload.wikimedia.org/wikipedia/commons/6/66/Cauliflower_in_crumbs.jpg
Date: 7 March 2010 **von:** Gran
Künstler: gran **License:** CC BY 3.0 (https:creativecommons.orglicensesby3.0)

[i36] - 004_001_002_image_koerperzusammensetzung.jpeg
https://upload.wikimedia.org/wikipedia/commons/5/5c/Air_Force_Staff_Sgt._Robert_Jette_undergoes_a_body_composition_measurement_test.jpg
Date: Taken **von:** Howdy.carabao
Künstler: DoD News **License:** Public domain

[i37] - 004_002_002_image_hiit.jpeg
https://upload.wikimedia.org/wikipedia/commons/f/f0/HIIT_Workout.jpg
Date: 2020-07-19 **von:** Wigginsa235
Künstler: Kiet Le **License:** CC BY 2.0 (https:creativecommons.orglicensesby2.0)

[i38] - 004_003_001_image_stress.jpeg
https://upload.wikimedia.org/wikipedia/commons/0/06/Cortisol-3D-spacefill.png
Date: 2011-03-12 **von:** Jynto
License: CC0 (http:creativecommons.orgpublicdomainzero1.0deed.en)

[i39] - 004_003_002_image_buddysystem.jpeg
https://upload.wikimedia.org/wikipedia/commons/2/2c/Marine_Corps_recruits_lift_weights_as_part_of_physical_training_at_the_Recruit_Training_Depot%2C_San_Diego_-_DPLA_-_3eba0fcb8486dbbac445838c4cd7004d.jpeg
Date: 31 July 1988 styledisplay: none;>date QS:P571,+1988-07-31T00:00:00Z11 **von:** DPLA bot
License: Public domain

[i40] - 004_003_002_image_kohlenhydratreduktion.jpeg
https://upload.wikimedia.org/wikipedia/commons/6/6a/Low_Carb_Cookies_%2832595444008%29.jpg
Date: 2018-12-17 **von:** Netha Hussain
Künstler: Maja Dumat **License:** CC BY 2.0 (https:creativecommons.orglicensesby2.0)

[i41] - 004_003_003_image_kochevents.jpeg
https://upload.wikimedia.org/wikipedia/commons/1/1d/PikiWiki_Israel_5701_Cooking_Lesson.jpg
Date: circa **von:** Pikiwikisrael
Künstler: ein meyda **License:** Public domain

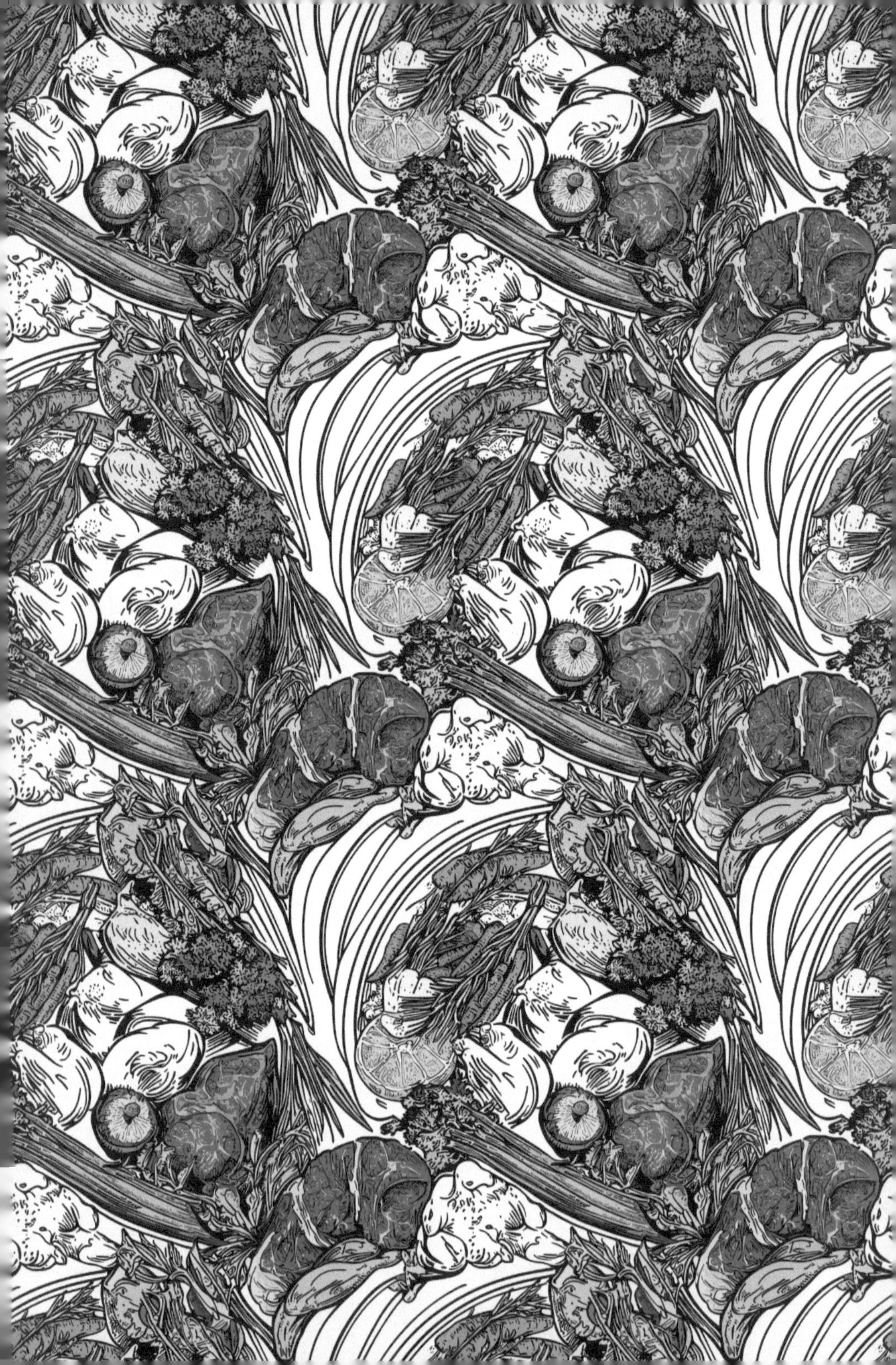

Kolibri 360 GmbH
Ferdinand-Jühlke-Straße 7
99095 Erfurt, Deutschland
produktsicherheit@kolibri360.de